Kohlhammer

Der Autor

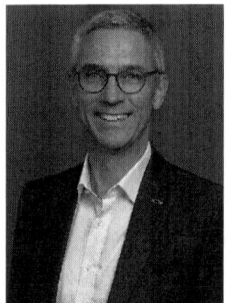

Prof. Dr. Thomas Kolb (Jahrgang 1966) ist Professor für Allgemeine Betriebswirtschaftslehre, insbesondere Gesundheitsmanagement und Rechnungswesen, im Studiengang Gesundheitsökonomie am Fachbereich Wiesbaden Business School der Hochschule RheinMain. Seine Schwerpunkte liegen in den Grundlagen der Gesundheitsökonomie, der Erbringung und Abrechnung ambulanter Leistungen, der Krankenhausfinanzierung und Krankenhausplanung und im internen und externen Rechnungswesen der Gesundheitsbetriebe. Seit 2022 ist er Mitglied des Expertenpools gemäß § 92b Absatz 6 SGB V beim Innovationsausschuss des Gemeinsamen Bundesausschusses.

Thomas Kolb

Controlling
ambulanter Leistungen

Verlag W. Kohlhammer

Dieses Werk einschließlich aller seiner Teile ist urheberrechtlich geschützt. Jede Verwendung außerhalb der engen Grenzen des Urheberrechts ist ohne Zustimmung des Verlags unzulässig und strafbar. Das gilt insbesondere für Vervielfältigungen, Übersetzungen, Mikroverfilmungen und für die Einspeicherung und Verarbeitung in elektronischen Systemen.

Die Wiedergabe von Warenbezeichnungen, Handelsnamen und sonstigen Kennzeichen in diesem Buch berechtigt nicht zu der Annahme, dass diese von jedermann frei benutzt werden dürfen. Vielmehr kann es sich auch dann um eingetragene Warenzeichen oder sonstige geschützte Kennzeichen handeln, wenn sie nicht eigens als solche gekennzeichnet sind.

Es konnten nicht alle Rechtsinhaber von Abbildungen ermittelt werden. Sollte dem Verlag gegenüber der Nachweis der Rechtsinhaberschaft geführt werden, wird das branchenübliche Honorar nachträglich gezahlt.

Dieses Werk enthält Hinweise/Links zu externen Websites Dritter, auf deren Inhalt der Verlag keinen Einfluss hat und die der Haftung der jeweiligen Seitenanbieter oder -betreiber unterliegen. Zum Zeitpunkt der Verlinkung wurden die externen Websites auf mögliche Rechtsverstöße überprüft und dabei keine Rechtsverletzung festgestellt. Ohne konkrete Hinweise auf eine solche Rechtsverletzung ist eine permanente inhaltliche Kontrolle der verlinkten Seiten nicht zumutbar. Sollten jedoch Rechtsverletzungen bekannt werden, werden die betroffenen externen Links soweit möglich unverzüglich entfernt.

1. Auflage 2024

Alle Rechte vorbehalten
© W. Kohlhammer GmbH, Stuttgart
Gesamtherstellung: W. Kohlhammer GmbH, Stuttgart

Print:
ISBN 978-3-17-044325-9

E-Book-Formate:
pdf: ISBN 978-3-17-044326-6
epub: ISBN 978-3-17-044327-3

Inhaltsverzeichnis

Vorwort		9
1	**Controlling als Werkzeug des Ambulanzmanagements**	**11**
1.1	Begriff und Merkmale des Controllings	11
1.2	Besonderheiten des Ambulanzbetriebs	12
1.3	Möglichkeiten des Zugangs in den ambulanten Sektor	13
	1.3.1 Persönliche und institutionelle Zulassung	13
	1.3.2 Vertragsärztliche Tätigkeit und Ermächtigung	14
	1.3.3 Ambulante Operationen in Vertragsarztpraxis und Krankenhaus	15
1.4	Zielgruppen des Ambulanzcontrollings	16
1.5	Aufgaben des Ambulanzcontrollings	17
2	**Gebührenordnungen als Basis des Ambulanzcontrollings**	**19**
2.1	Einheitlicher Bewertungsmaßstab	19
2.2	Gebührenordnung für Ärzte	20
2.3	Aufbau der Anhänge des Einheitlichen Bewertungsmaßstab	21
2.4	Vergütungssystematik des Einheitlichen Bewertungsmaßstab	26
2.5	Unterschiede in den Falldefinitionen des Ambulanzbetriebs	28
2.6	Regelleistungsvolumen zur Vermeidung des Erlösverfalls	29
2.7	Inhalte von Leistungen	35
2.8	Abbildung der ambulanten Operationen in Form von Katalogen	38
	2.8.1 Grundlagen der Abrechnung ambulanter Operationen nach dem EBM	38
	2.8.2 Ambulantes Operieren nach § 115b SGB V	41
2.9	Simultaneingriffe als besondere Herausforderung für das Ambulanzcontrolling	42
3	**Grundlagen der Kostenrechnung im Ambulanzbetrieb**	**45**
3.1	Begriff der Erlöse	45
3.2	Differenzierung der Kostenbegriffe	46
	3.2.1 Allgemeine Definition der Kosten	46
	3.2.2 Differenzierung der Kostenbegriffe	47
	3.2.3 Kostenverrechnungsprinzipien	55
	3.2.4 Verlauf der Kosten-, Erlös- und Gewinnfunktion im Ambulanzbetrieb	58

		3.2.5	Nutz- und Leerkosten	61
		3.2.6	Selbstkosten und Plankosten	63
		3.2.7	Allgemeine und Besondere Kosten	64
		3.2.8	Sprechstundenbedarf zur Vereinfachung der Kostenerstattung	64
		3.2.9	Kostenpauschalen zur Pauschalierung des Aufwands	66
	3.3	Verrechnung der Kosten innerhalb des Ambulanzbetriebs ...	68
		3.3.1	Kostenstellen als ordnendes Element im Ambulanzbetrieb	68
		3.3.2	Betriebsabrechnungsbogen als ordnendes Instrument	69

4 Leistungserfassung im Ambulanzbetrieb 77
  4.1 Motivation der Leistungserfassung 77
  4.2 Ziele der Leistungserfassung 78
  4.3 Zweck und Gründe 78
  4.4 Anforderungen an eine sachgerechte Leistungserfassung 79
  4.5 Mögliche Organisationsformen der Leistungserfassung 80

5 Werkzeuge zur Analyse des Ambulanzgeschehens 82
  5.1 Kennzahlen zur Beschreibung der Leistung 82
    5.1.1 Allgemeine betriebswirtschaftliche Kennzahlen 82
    5.1.2 Spezielle Kennzahlen der ambulanten Leistungserbringung 85
    5.1.3 Auch Ambulanzcontroller sitzen manchmal im Cockpit 89
  5.2 Soll-Ist-Vergleich zur Abstimmung von Planung und Realität 91
  5.3 Priorisierung mit Hilfe der ABC-Analyse 93
    5.3.1 Wesen der ABC-Analyse 93
    5.3.2 Vorgehensweise zur Durchführung der ABC-Analyse ... 94
    5.3.3 Konsequenzen aus der Anwendung der ABC-Analyse 96
  5.4 Vorhersage des Verbrauchs durch Anwendung der XYZ-Analyse 97
    5.4.1 Notwendige Ergänzung der ABC-Analyse 97
    5.4.2 Mathematische Umsetzung und Konsequenzen der XYZ-Analyse 98
    5.4.3 Bewertung der XYZ-Analyse 101
  5.5 Deckungsbeitragsrechnung zur Aufdeckung versteckter Defizite 102
    5.5.1 Probleme mit den Vollkosten im Ambulanzbetrieb .. 102
    5.5.2 Definition des Deckungsbeitrags 104
  5.6 Gewinnschwellenrechnung 106
  5.7 Analyse der Erlössituation durch die Break-Even-Analyse 109
    5.7.1 Grundlegende Analyse von Umsatz und Menge 109
    5.7.2 Veränderung des Break-Even-Umsatzes und der Break-Even-Menge durch Variation der Eingangsparameter 112

		5.7.3	Erweiterung der Break-Even-Analyse durch spezielle Kennzahlen	113
	5.8	Portfolioanalyse zur Unterstützung strategischer Entscheidungen		115
		5.8.1	Definition und Ziel des Portfolios	115
		5.8.2	Aufbau des Portfolios	116
	5.9	Forderungsmanagement zur Sicherung der Liquidität im Ambulanzbetrieb		119
		5.9.1	Beweggründe eines konsequenten Forderungsmanagements	119
		5.9.2	Kennzahlen des Forderungsmanagements	119
		5.9.3	Working Capital	121
		5.9.4	Erweiterte Analyse des Forderungsprozesses im Ambulanzbetrieb	123
	5.10	Plankostenrechnung im Ambulanzbetrieb		125
		5.10.1	Wesen und Aufgabe	125
		5.10.2	Starre Plankostenrechnung	125
		5.10.3	Flexible Plankostenrechnung	128
6	**Kalkulation der ambulanten Leistung**			**132**
	6.1	Aufgabe der Kalkulation im Ambulanzbetrieb		132
	6.2	Kalkulationsverfahren im Überblick		133
		6.2.1	Bildung von Kalkulationssätzen	133
		6.2.2	Divisionskalkulation	134
		6.2.3	Äquivalenzziffernkalkulation	136
		6.2.4	Zuschlagskalkulation	138
	6.3	Zielkostenrechnung als Möglichkeit des Kostenmanagements		140
		6.3.1	Wesen der zielorientierten Preisermittlung	140
		6.3.2	Verfahren zur Zielkostenfestlegung	143
		6.3.3	Aufspaltung der Kosten	144
		6.3.4	Verfahren der Zielkostenrechnung anhand eines Beispiels	145
		6.3.5	Vor- und Nachteile der Zielkostenrechnung	148
		6.3.6	Übertragung der Zielkostenrechnung auf das Gesundheitswesen	148
	6.4	Optimale Preisbildung durch den Cournotschen Punkt		150
		6.4.1	Motivation einer Preisbildung im Ambulanzbetrieb	150
		6.4.2	Preis-Absatz-Funktion als Hilfsmittel des Ambulanzcontrollings	150
		6.4.3	Herleitung des Cournotschen Punkts	152
7	**Reporting im Ambulanzbetrieb**			**155**
	7.1	Aufgaben des Reportings		155
	7.2	Rechtsgrundlagen des Reportings		155
	7.3	Störgrößen des Reportings		157
	7.4	Vor- und Nachteile von Standardberichten		159

8	**Personalbedarfsermittlung im Ambulanzbetrieb**	**160**
9	**Ein Wort zum Schluss**	**163**

Verzeichnisse **164**
    Abkürzungsverzeichnis 164
    Verzeichnis der englischen Begriffe 164
    Abbildungsverzeichnis 168
    Tabellenverzeichnis 169
    Literaturverzeichnis 170
    Stichwortverzeichnis 171

Vorwort

Noch ein Buch zum Controlling und dann auch noch zum Ambulanzbetrieb. War das denn nötig? Diese Frage lässt sich recht einfach mit JA beantworten, denn dem geneigten Leser fällt bei seiner Literaturrecherche auf, dass zwar sehr viel Literatur zum Thema Controlling existiert, aber fast keine für das Controlling ambulanter Leistungen. Sehr erstaunlich, wo doch z. B. ca. 80 % der Patientenkontakte im Krankenhaus ambulanter Art sind. Im Krankenhaus werden ca. 17 Mio. Patienten pro Jahr behandelt, die in der Regel einen zusammenhängenden stationären Aufenthalt haben. Im ambulanten vertragsärztlichen Sektor finden ca. 560 Mio. Arzt-Patienten-Kontakte statt. Selbst wenn man davon ausgeht, dass hierbei in jedem der vier Quartale ein solcher Kontakt des Patienten mit dem Arzt auf Grund derselben Erkrankung erfolgt, bleiben dennoch 140 Mio. Fälle im Jahr.

Die Betrachtung ambulanter Leistungen ist wichtig! Das hat auch die Politik vor einigen Jahren bereits erkannt und versucht, mit zahlreichen Initiativen und Änderungen das Sozialgesetzbuch an die Erfordernisse der Gesundheitsversorgung anzupassen.

Doch die Materie ist sehr komplex. Im Gegensatz zum Controlling stationärer Leistungen muss der Controller ambulanter Leistungen zunächst die Grundlagen der ambulanten Abrechnung verstehen, beherrschen und auch beachten, denn sie hat Auswirkungen auf das Controlling der ambulanten Leistungen. Während die Abrechnung der stationären Leistungen recht einfach strukturiert ist und – bezogen auf die allgemeine Krankenhausleistung – für alle Fallkonstellationen auf demselben Tarif, den sog. Diagnosis Related Groups, fußt und den immer gleichen Regeln folgt, muss das Controlling ambulanter Leistungen nach Leistungsempfänger, Leistungserbringer und Leistungsgrund differenzieren und komplexe Sachverhalte wie parallele Leistungserbringung oder Vorgaben von Schnitt-Naht-Zeit-Kategorien beachten.

Doch der Aufwand lohnt sich und der Leser wird mit einer hochspannenden Thematik vertraut gemacht. Die Inhalte eignen sich für unterschiedliche Konstellationen des Ambulanzcontrollings. Sie helfen der Abteilung Ambulanzcontrolling im Krankenhaus ebenso wie dem ermächtigten Krankenhausarzt, der diese Aufgabe u. U. in Zusammenarbeit mit seiner Medizinischen Fachangestellten erbringt, dem Mitarbeiter eines Medizinischen Versorgungszentrums oder der niedergelassenen Vertragsärztin.

Meiner Frau vielen Dank für ihr Verständnis und Ihnen, lieber Leser, viel Vergnügen beim ersten Schritt in ein spannendes Abenteuer.

Thomas Kolb
Rüdesheim, im Januar 2024

1 Controlling als Werkzeug des Ambulanzmanagements

> **In diesem Kapitel erfahren Sie...**
>
> - was man unter dem Begriff Controlling versteht.
> - warum ein Ambulanzbetrieb etwas Besonderes ist.
> - wie man einen Zugang zum ambulanten Markt erhält.
> - welche Auswirkungen eine persönliche und eine institutionelle Zulassung auf das Ambulanzcontrolling haben können.
> - wen das Ambulanzcontrolling ansprechen soll.
> - welche Aufgaben zum Ambulanzcontrolling gehören.

1.1 Begriff und Merkmale des Controllings

Der Begriff des Controllings ist nicht, wie eigentlich zu erwarten, ein typisch amerikanischer Ausdruck. Controlling ist ein eingedeutschter Begriff. Im anglo-amerikanischen Sprachraum wird hierfür entweder der Begriff »managerial accounting« oder »cost management« verwendet. Es ist davon auszugehen, dass die Ursprünge des Controllings aus dem französischen und/oder dem englischen Sprachraum stammen. Die französischen Begriffe »contrerole« (= Gegenrolle) und »compter« (= zählen), sowie der englische Begriff »to control« (= steuern, lenken, beherrschen, regeln) verdeutlichen sehr gut, das Controlling nicht allein Kontrolle bedeutet. Vielmehr geht es darum, ein Unternehmen in geeigneter Weise zu steuern und zu lenken. Nicht selten wird daher der Controller als Schiffslotse des Unternehmens bezeichnet.

Das Controlling umfasst die Tätigkeiten steuern, regeln und regulieren. Für seine Inhalte gibt es zahlreiche Definitionen, die sich jedoch im Kern stets an der Steuerungstätigkeit orientieren. Eine mögliche Definition könnte daher wie folgt lauten:

> Controlling ist ein informationsversorgendes System zur Unterstützung der Unternehmensführung durch Planung, Kontrolle, Analyse und die Entwicklung von Handlungsalternativen.

Das Controlling dient der Steuerung des Betriebsgeschehens. Aus diesem Grund wird es auch als Binnensteuerung des Unternehmens bezeichnet.

Im Gegensatz zu den Betrachtungen des Externen Rechnungswesens (Buchführung) besitzt das Controlling zudem eine zukunftsbezogene Ausrichtung.

1.2 Besonderheiten des Ambulanzbetriebs

Das Controlling des Ambulanzbetriebs unterscheidet sich prinzipiell vom Controlling anderer Branchen und Betriebe.

Im Ambulanzbetrieb werden Dienstleistungen erstellt, die durch planerische Aspekte von Seiten der Politik, Erfordernisse der Patienten und durch ein heterogenes Leistungsportfolio geprägt sind. Darüber hinaus müssen Informationsbedürfnisse unterschiedlichster Zielgruppen befriedigt werden. Hiermit eng verbunden sind die resultierenden unterschiedlichen Gebührenordnungen und Tarife.

Die Leistungen stellen eine Dienstleistung mit einem speziellen Sachzielbezug dar. Sachziel ist in der Regel die Verbesserung des Gesundheitszustandes des Patienten. Diese Dienstleistung setzt die Anwesenheit (sogenannte Kundenpräsenz) des Patienten voraus. Man spricht daher auch vom Uno-Actu-Prinzip. Wie im gesamten deutschen Gesundheitswesen besteht von Seiten der Behandelnden kein Erfolgsversprechen. Zudem erwerben die Patienten eine Dienstleistung als Vertrauensgut, da sie diese in der Regel noch nicht oder nicht häufig erworben haben.

Im Gegensatz zu den anderen Betrieben im Gesundheitswesen bildet der Ambulanzbetrieb eine sehr spezielle Umgebung für das Controlling. Er ist geprägt durch eine hohe Patientendichte, bei der die Patienten in relativ kurzen Behandlungszyklen versorgt werden müssen. Es liegt in der Natur der Sache, dass die ambulante Behandlung lediglich einen sehr kleinen Ausschnitt der Patientenversorgung darstellt. Diese kurzen Behandlungszyklen werden mit Hilfe ambulanter Gebührenordnungen honoriert, die im Vergleich zur stationären Patientenversorgung von Fallpauschalen (DRGs) relativ geringe Erlöse ergeben. Allerdings darf dies nicht zu der Vermutung verleiten, dass sich hieraus automatisch geringere Einnahmenüberschüsse bzw. Deckungsbeiträge ergeben. Analog zum abweichenden Erlös unterscheiden sich auch die Kosten im Ambulanzbetrieb. Die Leistungen werden nicht in Form von Fallpauschalen, sondern in Form von Einzelleistungen, in seltenen Fällen in Form von Komplexpauschalen, vergütet. Hieraus ergeben sich weiterführende Anforderungen an die Betrachtung der Leistungen.

Resultierend aus der Vergütung der Leistungen entstehen zudem hohe Anforderungen an die Compliance im Ambulanzbetrieb. Zu nennen ist hier bspw. eine grundsätzliche persönliche Leistungspflicht des Arztes als Abrechnungsvoraussetzung. Die ambulante Leistungserbringung ist stark geprägt durch Regelwerke, die ihrerseits auf die Abrechnung und somit auf das Controlling Einfluss haben können. Im Gegensatz zu den relativ großen Behandlungseinheiten im stationären Bereich handelt es sich bei den Ambulanzbetrieben üblicherweise um autarke Organisationseinheiten mit nur geringer Mitarbeiterzahl (z. B. Vertragsarztpraxis) oder um kleinere Organisationseinheiten innerhalb größerer Betriebe (z. B. Krankenhaus). Im Gegensatz zum stationären Krankenhausbetrieb müssen die Patienten im Ambulanzbetrieb zudem nach Gruppen differenziert werden. Dies ergibt sich aus der Notwendigkeit, dass unterschiedliche Patientengruppen mit unterschiedlichen Ursachen der Erkrankung (z. B. Freizeitunfall, Arbeitsunfall, Regelversorgung, Notfallversorgung) und unterschiedlichen Versicherungsverhältnissen nach verschiedenen Gebührenordnungen abzurechnen sind. Die anzuwendenden Gebührenordnungen sind jeweils geprägt durch abweichende Regeln der Abrechnung.

1.3 Möglichkeiten des Zugangs in den ambulanten Sektor

1.3.1 Persönliche und institutionelle Zulassung

Primäres Unterscheidungsmerkmal ambulanter Abrechnungsformen ist die Art der Erlaubnis zur Erbringung und Abrechnung ambulanter Leistungen in Form einer Zulassung. Eine Zulassung kann personenbezogen oder institutionsbezogen erteilt werden. Sofern nicht eine gesetzliche Grundlage dem Leistungserbringer die Erlaubnis zur Abrechnung zuspricht, wird dies in der Regel direkt zu Beginn des jeweiligen Abrechnungswerks definiert. Der häufig verwendete Begriff der Ermächtigung stellt hierbei lediglich eine Unterform dar. Da die Abrechnung ambulanter Leistungen an feste Regeln gebunden ist, wird dem jeweiligen Zulassungs- bzw. Ermächtigungsstatus eine hohe Aufmerksamkeit gewidmet.

Im einfachsten Fall spricht ein Zulassungsausschuss als gemeinsames Gremium der Krankenkassen und der Vertragsärzte die Zulassung auf Antrag eines Arztes aus. In seiner vorangegangenen Prüfung hatte der Zulassungsausschuss gemäß Ärztezulassungsverordnung geprüft, ob eine Unterversorgung der Bevölkerung im Bereich der ambulanten vertragsärztlichen Versorgung vorliegt. Kommt er zu dem Ergebnis, dass diese Unterversorgung vorliegt, wird eine Zulassung erteilt. Dem benannten Leistungserbringer wird somit das Recht zur Teilnahme an der ambulanten vertragsärztlichen Versorgung zugesprochen. Erst dieses Recht ermöglicht es dem dann zugelassenen Arzt, Leistungen zu Lasten der kassenärztlichen Gesamtvergütung abzurechnen. Die Zulassung erfolgt in Form eines Zulassungsbescheids. Die ausgesprochene Zulassung kann einzelne Ziffern (z. B. Grundpauschale), ein oder mehrere Teilgebiete einer ärztlichen Disziplin (z. B. Handchirurgie) oder ein gesamtes Fachgebiet (z. B. Chirurgie) umfassen.

Eine Besonderheit der Zulassung stellen ermächtigte Krankenhausärzte dar. Diese, von ihrer Rechtspersönlichkeit angestellten oder verbeamteten Ärzte eines Krankenhauses erhalten in der Regel ein befristetes Recht zur Erbringung ambulanter vertragsärztlicher Leistungen. Historisch gesehen fußt dieses Konstrukt eines kombinierten ambulanten und stationären Leistungserbringers auf einer regional und/oder zeitlich begrenzten Unterversorgung der Bevölkerung mit vertragsärztlichen Leistungen.

Darüber hinaus stellt die institutionelle Zulassung von Krankenhausambulanzen oder Krankenhäusern eine weitere Ergänzung möglicher ambulanter Leistungserbringer dar.

Nach den Bestimmungen des Sozialgesetzbuchs Fünftes Buch (SGB V) ist zwischen persönlich zugelassenen und institutionell zugelassenen Leistungserbringern zu unterscheiden.

Zu den persönlich zugelassenen Leistungserbringern zählen:

- der Vertragsarzt (§ 72 SGB V),
- der Vertragszahnarzt (§ 72 SGB V),
- der Psychotherapeut (§ 72 SGB V),
- der zugelassene Arzt, der neben seiner Zulassung einer Arbeitnehmertätigkeit nachgeht (§ 95 SGB V),
- der ermächtigte Krankenhausarzt, der neben seiner Zulassung einer Arbeitnehmertätigkeit nachgeht (§ 95 SGB V),
- der Soziotherapeut (§ 132b SGB V),
- die Hebamme/der Entbindungspfleger (§ 134 SGB V),
- der Erbringer von Heilmitteln nach § 32 SGB V (§ 124 SGB V),
- der Erbringer von Hilfsmitteln nach § 33 SGB V (§ 126 SGB V).

Institutionell zugelassene Leistungserbringer sind:

- das Krankenhaus (§ 108 SGB V),
- die Vorsorge- und Rehabilitationseinrichtung (§ 111 SGB V),
- die ambulanten und die stationären Hospize (§ 39a SGB V),
- das Medizinische Versorgungszentrum (§ 95 SGB V),
- die Hochschulambulanz (§ 117 SGB V),
- die Institutsambulanz (§ 95 SGB V),
- die Psychiatrische Institutsambulanz (§ 118 SGB V),
- der Leistungserbringer, der im Rettungsdienst und im Krankentransport tätig ist (§ 133 SGB V),
- der ambulante Pflegedienst (§ 132a SGB V) und
- die Apotheken, die Arznei- und Verbandmittel nach § 31 SGB V vertreiben (§ 129 SGB V).

1.3.2 Vertragsärztliche Tätigkeit und Ermächtigung

An der vertragsärztlichen Versorgung nehmen zugelassene Ärzte und zugelassene Medizinische Versorgungszentren sowie ermächtigte Ärzte und ermächtigte ärztlich geleitete Einrichtungen teil (vgl. § 95 Abs. 1 SGB V). Um die Zulassung als Vertragsarzt kann sich jeder Arzt bewerben, der seine Eintragung in ein Arztregister nachweist. Die Eintragung in ein Arztregister erfolgt ebenfalls auf Antrag.

Bei Ärzten werden folgende Voraussetzungen an die Eintragung in das Arztregister gestellt:

- Der Arzt muss eine Approbation besitzen und
- entweder eine allgemeinmedizinische Weiterbildung oder einer Weiterbildung in einem anderen Fachgebiet mit der Befugnis zum Führen einer entsprechenden Gebietsbezeichnung oder den Nachweis einer Qualifikation, die gemäß § 95a Abs. 4 und 5 SGB V anerkannt ist, vorweisen.

Mit der Zulassung wird der Vertragsarzt ordentliches Mitglied der für seinen Vertragsarztsitz zuständigen Kassenärztlichen Vereinigung und ist somit zur Teilnahme an der vertragsärztlichen Versorgung berechtigt und verpflichtet.

Der ermächtigte Arzt oder die ermächtigte ärztlich geleitete Einrichtung ist für die Dauer der Ermächtigung zur Teilnahme an der vertragsärztlichen Versorgung berechtigt und verpflichtet und insoweit dem zugelassenen Arzt gleichgestellt (vgl. § 95 Abs. 1 SGB V). Die ermächtigten Ärzte werden allerdings nicht Mitglieder der Kassenärztlichen Vereinigung. Als nichtzugelassene Ärzte sind sie außerordentliche Mitglieder, wenn sie in das Arztregister eingetragen sind (vgl. § 77 Abs. 3 SGB V).

Das Nähere über die Teilnahme an der vertragsärztlichen Versorgung sowie die zu ihrer Sicherstellung erforderliche Bedarfsplanung und die Beschränkung von Zulassungen sind in der Zulassungsverordnung für Ärzte (Ärzte-ZV) geregelt; das gleiche gilt für die Zulassungsverordnung Zahnärzte.

1.3.3 Ambulante Operationen in Vertragsarztpraxis und Krankenhaus

Mit Inkrafttreten des Einheitlichen Bewertungsmaßstabs (EBM) im Jahr 2005 erfolgte eine Neudefinition und Neuformulierung der Abrechnung ambulanter Operationen. So wurde die klassische Definition zur Abgrenzung ambulanter Operationen (»Eine ambulante Operation ist eine Leistung, die einen Zuschlag nach den Ziffern EBM 80 ff. erhält.«) aufgegeben. Ebenso wie bei der Definition ambulanter Operationen im Krankenhaus nach § 115b SGB V bestimmt sich der Begriff ambulante Operation gemäß folgender Formulierung:

> *Als ambulante oder belegärztliche Operation gelten ärztliche Leistungen mit chirurgisch-instrumenteller Eröffnung der Haut und/oder Schleimhaut oder der Wundverschluss von eröffneten Strukturen der Haut und/oder Schleimhaut mindestens in Oberflächenanästhesie sowie Leistungen entsprechend den OPS-301-Prozeduren des Anhangs 2 ggf. einschl. eingriffsbezogener Verbandleistungen. Punktionen mit Nadeln, Kanülen und Biopsienadeln, sowie Kürettagen der Haut und Shave-Biopsien der Haut fallen nicht unter die Definition eines operativen Eingriffs. (Vgl. Bereich IV Abschnitt 31.2.1 Nr. 1 EBM)*

Der Leistungsumfang der Krankenhäuser, die sich zur Teilnahme am Vertrag gemäß § 115b SGB V bereiterklärt haben, bestimmt sich nur mittelbar durch den Inhalt des EBM. Die hierfür einschlägigen Regelungen ergeben sich grundsätzlich aus § 115b SGB V in Verbindung mit den vertragsärztlichen Bestimmungen.

Die möglichen ambulanten Operationsleistungen für Vertragsärzte ergeben sich nach Maßgabe des Anhang 2 zum EBM. Nur Leistungen, die dort genannt sind, können als ambulante Operation erbracht werden. Für die Krankenhäuser existiert ein eigenes Verzeichnis, welches sich aus drei Anlagen zu dem Vertrag nach § 115b SGB V zusammensetzt.

Für die Vertragsärzte erfolgte eine Zusammenführung der Leistungen in einem gesonderten Abschnitt 31.2 des EBM, welches fachgruppenspezifisch untergliedert wird, jedoch grundsätzlich allen Arztgruppen zugänglich ist.

Voraussetzung für die Berechnung der Leistungen des ambulanten Operierens ist die Erfüllung der notwendigen sachlichen und personellen Bedingungen und die Meldung des Vertragsarztes gegenüber der Kassenärztlichen Vereinigung zur Teilnahme am Vertrag gemäß § 115b SGB V bzw. der Nachweis eines Vertrags zur Abrechnung belegärztlicher Leistungen mit der Kassenärztlichen Vereinigung im Einvernehmen mit den Verbänden der Krankenkassen (Belegarzt) (vgl. Bereich IV Abschnitt 31.2.1 Nr. 2 EBM).

Unter sachlichen und personellen Bedingungen versteht man insbesondere das Vorhandensein (und die Befähigung!) von

- Lagerungs- und Ruhemöglichkeiten,
- Reanimationsmöglichkeiten und
- Möglichkeiten zur Schockbehandlung.

Als weitere Voraussetzung für die Abrechnung legt Bereich IV Abschnitt 31.2.1 Nr. 9 fest, dass

> »die Leistungserbringung gemäß 2.1 der Allgemeinen Bestimmungen nur dann vollständig gegeben [ist], wenn bei der Berechnung die Angabe der OPS-301-Prozedur(en) in der gültigen Fassung erfolgt. Die Diagnosen sind nach dem ICD 10 Diagnoseschlüssel (ICD 10 GM) in der gültigen Fassung anzugeben.«

Der erst im Jahr 1993 in das SGB V aufgenommene § 115b regelt die grundsätzliche Zulassung des Krankenhauses zum ambulanten Operieren. Im Unterschied zu ambulanten Operationen des Vertragsarztes ist diese Behandlungsform dadurch gekennzeichnet, dass keine persönliche, sondern eine institutionelle Ermächtigung des Leistungserbringers, also des Krankenhauses, erfolgt. Konkretisiert wird diese im Vertrag nach § 115b Abs. 1 SGB V, der in seiner aktuellen Fassung auf den 18.12.2023 datiert. Ergänzt wird dieser Vertrag durch seine Anlagen: den Katalog der ambulanten Operationen und stationsersetzenden Eingriffe, der in der Regel jährlich überarbeitet wird.

1.4 Zielgruppen des Ambulanzcontrollings

Je nach Ausprägung des Ambulanzbetriebs existieren unterschiedliche Zielgruppen für das Controlling. Ausgehend von der kleinsten Einheit des Ambulanzbetriebs, einer vertragsärztlichen Einzelpraxis, ist hier der Vertragsarzt selbst bzw. im Falle einer Ermächtigungspraxis im Krankenhaus der ermächtigte Krankenhausarzt zu nennen. Je nach Trägerstruktur der Ambulanz hat im Falle einer Holding der Träger selbst ein großes Interesse an verlässlichen Daten aus dem Ambulanzcontrolling. Dies ist bspw. der Fall bei Medizinischen Versorgungszentren oder bei kapitalgetragenen Ambulanzbetrieben.

Im Fall einer Ermächtigungspraxis im Krankenhaus hat die Geschäftsführung auf Grund der Verflechtungen mit dem stationären Betrieb ein vitales Interesse, durch das Controlling mit zeitnahen Informationen versorgt zu werden. Im Falle größerer Organisationen wie bspw. dem Krankenhaus sind darüber hinaus Aufsichtsgremien als Zielgruppe zu nennen.

1.5 Aufgaben des Ambulanzcontrollings

Die Aufgaben des Ambulanzcontrollings können nach strategischen und operativen Inhalten differenziert werden.

Analog zu den Aufgaben im strategischen Management konzentrieren sich die strategischen Aufgaben des Ambulanzcontrollings auf die Betrachtung von Chancen und Risiken zur Ermittlung strategischer Vorteile. Der Ambulanzbetrieb versucht, Erfolgspotenziale zu steuern und seine Stärken und Schwächen in seinem Umfeld zu analysieren. Hierdurch soll das Ambulanzcontrolling an der Mitarbeit der Unternehmensstrategie beteiligt werden und so langfristig und nachhaltig eine Existenzsicherung des Ambulanzbetriebs erreichen. Im Fokus des strategischen Ambulanzcontrollings liegt die Koordination der strategischen Planung, die sich beispielsweise in der Durchführung strategischer Soll-Ist-Vergleiche oder der Ermittlung von Frühwarnsystemen ausdrückt.

Im Gegensatz hierzu widmet sich das operative Ambulanzcontrolling der Steuerung gesundheitsökonomischer Prozesse des Ambulanzbetriebs. Hier werden vorhandene Daten (in der Regel auf Basis einer strukturierten Leistungserfassung) verarbeitet und interpretiert. Das Ambulanzcontrolling liefert Entscheidungshilfen für die Planung, Budgetierung und Kontrolle und berichtet über diese Prozesse. Mit einer derartigen Vorgehensweise sollen Plan- und Budgetabweichungen, Schwachstellen, Stärken und Schwächen im Gesundheitsbetrieb ausgespürt werden.

Im eigentlichen medizinischen Leistungsprozess dient das Ambulanzcontrolling der Analyse und Bewertung von Behandlungskonzepten und Behandlungsalternativen. Als Gesprächspartner und Berater des Ambulanzmanagements kommt dem Ambulanzcontroller die Aufgabe einer Unterstützung der Unternehmensleitung zu. Darüber hinaus soll das Ambulanzcontrolling im Gesundheitsbetrieb die Berichterstattung an Verbände und staatliche Stellen ermöglichen.

Im Einzelnen lassen sich folgende Aufgaben des Ambulanzcontrollings unterscheiden:

- Dokumentationsfunktion
- Steuerungs- und Kontrollfunktion
- Transparenzfunktion
- Planungsfunktion
- Beratungsfunktion

Die Aufgabe der Dokumentation besteht darin, eine u. U. bereits vorhandene Struktur im Ambulanzbetrieb zu entwickeln bzw. auszubauen. Leistungen müssen kalkuliert, erfasst, verglichen und für medizinische und betriebswirtschaftliche Fragestellungen festgehalten werden.

Darüber hinaus ist das interne Unternehmensgeschehen zu beobachten und bei Bedarf zu steuern. Hierzu ist ein ständiger Abgleich der Unternehmensziele, der Leistungsprozesse und der Entwicklung der Umwelt erforderlich. Im Bedarfsfall müssen – sofern das möglich ist – kurzfristige Anpassungsprozesse erfolgen, die auf Basis von Abweichungsanalysen und mit Hilfe von Frühwarnsystemen entdeckt werden. Selbstverständlich besteht die finale Aufgabe dieses rollierenden Prozesses darin, die erreichten Ergebnisse zu kontrollieren und u. U. weitere Anpassungen vorzunehmen.

Für Transparenz sorgt das Ambulanzcontrolling in Bezug auf Strategie, Ergebnis, Finanzen und Prozesse. Durch seine Unterstützung werden Inhalte mit Hilfe zahlenmäßiger Darstellungen objektiviert und Sachverhalte berichtet.

Unter dem Aspekt der Planung obliegt dem Ambulanzcontrolling zudem die Aufgabe, die strategische und operative Planung zu erstellen und zu koordinieren.

Eine der anspruchsvollsten Aufgaben des Controllings besteht in der Moderation existierender Managementprozesse.

2 Gebührenordnungen als Basis des Ambulanzcontrollings

> **In diesem Kapitel erfahren Sie...**
>
> - warum Gebührenordnungen Einfluss auf das Ambulanzcontrolling haben.
> - worin der Unterschied zwischen Leistungen für gesetzlich Versicherte und für Selbstzahler und Privatpatienten besteht.
> - wie der Einheitliche Bewertungsmaßstab aufgebaut ist und warum ihn auch der Ambulanzcontroller kennen muss.
> - warum Fall nicht immer gleich Fall ist.
> - wie Mengenüberschreitungen im ambulanten Sektor reguliert werden.
> - was ambulante Operationen im vertragsärztlichen und im stationären Sektor sind und wo man sie findet.
> - warum der Controller bei simultanen Leistungen aufpassen muss.

2.1 Einheitlicher Bewertungsmaßstab

Anders als im stationären Bereich erfolgt die Vergütung der ambulanten Leistungen für gesetzlich Versicherte in einem mittelbaren Vertrags- und Abrechnungsverhältnis. Als Vertreter der Vertragsärzte (früher: Kassenärzte) vertritt die zuständige Kassenärztliche Vereinigung den einzelnen Arzt gegenüber den Krankenkassen.

Das Fünfte Buch Sozialgesetzbuch (hier: § 85 SGB V) sieht vor, dass die Krankenkasse nach Maßgabe der Gesamtverträge an die jeweilige Kassenärztliche Versicherung mit befreiender Wirkung eine Gesamtvergütung für die gesamte vertragsärztliche Versorgung der Mitglieder mit Wohnort im Bezirk der Kassenärztlichen Vereinigung einschließlich der mitversicherten Familienangehörigen entrichtet. Hierzu vereinbaren die Kassenärztliche(n) Bundesvereinigung(en) mit den Spitzenverbänden der Krankenkassen durch Bewertungsausschüsse als Bestandteil der Bundesmantelverträge einen Einheitlichen Bewertungsmaßstab für die ärztlichen und einen Einheitlichen Bewertungsmaßstab für die zahnärztlichen Leistungen (vgl. § 87 SGB V). Der Einheitliche Bewertungsmaßstab bestimmt den Inhalt der abrechnungsfähigen Leistungen und ihr wertmäßiges, in Punkten ausgedrücktes Verhältnis zueinander. Die Bewertungsmaßstäbe sind in bestimmten Zeitabständen auch daraufhin zu überprüfen, ob die Leistungsbeschreibungen und ihre Bewertungen noch dem Stand der medizinischen Wissenschaft und Technik sowie dem Erfordernis der Rationalisierung im Rahmen wirtschaftlicher Leistungserbringung entsprechen.

Der Begriff der Leistung oder des Leistungskomplexes bezieht sich auf abrechnungsfähige Gebührenordnungspositionen. Hierbei ist der Umfang der Leistungen und deren Nennung maßgeblich. Was nicht im EBM steht, kann auch nicht abgerechnet werden, auch nicht in analoger Form.

Ein Vergütungsanspruch für eine erbrachte Leistung besteht nur, sofern der Arzt die Leistung nach den Regeln der ärztlichen Kunst im Rahmen der medizinisch notwendigen ärztlichen Versorgung erbracht hat.

Darüber hinausgehende Leistungen können nur abgerechnet werden, wenn sie auf Verlangen des Zahlungspflichtigen erbracht wurden.

2.2 Gebührenordnung für Ärzte

Die Gebührenordnung für Ärzte (GOÄ) ist ebenfalls ein ambulanter Abrechnungstarif, der jedoch unmittelbar durch die Legislative erlassen wurde. Die Hauptaufgabe der GOÄ besteht darin, die Abrechnung der ambulanten Behandlung von Selbstzahlern oder diesen gleichgestellten Personen abzubilden. Hierunter werden auch diejenigen Versicherten subsumiert, die faktisch als Selbstzahler behandelt werden, für deren Kostenerstattung aber ein privates Versicherungsunternehmen oder eine Organisation (z. B. das Bundesland oder die Bundesrepublik Deutschland) ganz oder teilweise einsteht. Die GOÄ entfaltet ihre Wirkung daher auch auf Bundesbeamte, Postbeamte der Mitgliedergruppe B und die Versicherten der Unfallversicherungsträger (hier: UV-GOÄ).

Neben dieser direkten Bedeutung für die Ermittlung der Gebühren existieren zwei Bereiche, deren Finanzierung GOÄ-ähnlich erfolgt. Es sind einerseits Versicherte der gesetzlichen Krankenversicherung, die sog. Individuelle Gesundheitsleistungen (IGeL) in Anspruch nehmen, und andererseits Versicherte der gesetzlichen Krankenversicherung, die den Mechanismus der Kostenerstattung gewählt haben. Letzteres bedeutet, dass die Versicherten zunächst wie selbstzahlende Patienten behandelt werden und nach Abschluss der Behandlung eine Rechnung erhalten. Diese reichen sie bei ihrer Krankenversicherung ein, die dann die Ziffern nach der GOÄ in Gebührenziffern des EBM übersetzt und dem Versicherten dessen (i. d. R. geringeren) Gebührensätze erstattet.

Ein Vergütungsanspruch für eine erbrachte Leistung besteht nur, sofern der Arzt die Leistung nach den Regeln der ärztlichen Kunst im Rahmen der medizinisch notwendigen ärztlichen Versorgung erbracht hat.

Hierbei werden an den Begriff des »Arztes« keine weiteren Bedingungen geknüpft. Für die Leistungserbringung muss der Arzt über eine ärztliche Approbation oder über eine – i. d. R. zeitlich befristete – Erlaubnis zur Ausübung des ärztlichen

Berufes nach der Bundesärzteordnung verfügen. Zudem stellt die Erfüllung des Facharztstandards – ebenso wie im EBM – eine Abrechnungsvoraussetzung dar.

Die GOÄ ist sehr hierarchisch gegliedert. Innerhalb weniger Paragrafen werden Regelungen über die Vergütung in Form von Gebühren, Entschädigungen und Auslagen formuliert.

Wie in allen ambulanten Tarifwerken erfolgt die Gebührenberechnung nach Maßgabe eines Gebührenverzeichnisses. Die Aufzählung der dort benannten Leistungen ist umfassend und grundsätzlich abschließend. Eine pauschale Honorarberechnung ohne die Benennung einzelner Gebührenpositionen ist nicht zulässig.

> Da der Großteil der Patienten im Ambulanzbetrieb gesetzlich versichert ist, steht der EBM im Fokus der nachfolgenden Erläuterungen. Im Bedarfsfall erfolgt ein Verweis auf weiterführende Abrechnungstarife.

2.3 Aufbau der Anhänge des Einheitlichen Bewertungsmaßstab

Der EBM umfasst fünf Anhänge, die der Abbildung folgender Sachverhalte dienen:

- Anhang 1: Nicht gesondert berechnungsfähige Leistungen
- Anhang 2: Ambulante und belegärztliche operative Prozeduren
- Anhang 3: Erforderlicher Zeitaufwand des Arztes für die Leistungserbringung
- Anhang 4: Nicht bzw. nicht mehr berechnungsfähige Leistungen
- Anhang 6: Gebührenordnungspositionen für Zwecke der ambulanten spezialfachärztlichen Versorgung nach § 116b SGB V

Verzeichnis der nicht gesondert berechnungsfähigen Leistungen (Anhang 1)

Anhang 1 beinhaltet Leistungen, die – sofern sie nicht als Gebührenordnungspositionen im EBM verzeichnet sind – Teilleistungen von Gebührenordnungspositionen des EBM und als solche nicht eigenständig berechnungsfähig sind. Ausgewiesen wird die Zugehörigkeit der Leistung zu einer Versichertenpauschale (VP) und/oder einer Grund- (GP) bzw. Konsiliarpauschale und/oder einer sonstigen Gebührenordnungsposition (SG) (▶ Abb. 2.1).

Die ausgewiesenen Leistungen sind nicht einzeln abrechenbar. Auch eine Alternativberechnung gegenüber dem Patienten (z.B. als Individuelle Gesundheitsleistung) ist nicht möglich.

2 Gebührenordnungen als Basis des Ambulanzcontrollings

Abb. 2.1: Auszug aus Anhang 1 zum EBM (KBV 2024)

Zuordnung der operativen Prozeduren nach § 295 SGB V (OPS) zu den Leistungen der Kapitel 31 und 36 (Anhang 2)

Anhang 2 beinhaltet die nach dem Operationenschlüssel kodierten operativen Eingriffe der Abschnitte 31.2 (ambulante Operationen) und 36.2 (belegärztliche Operationen), die zugeordnete Operationsleistung, die Operationskategorie, die in diesem Zusammenhang berechnungsfähigen Überwachungskomplexe, die postoperativen Behandlungskomplexe bei Durchführung auf Überweisung und bei Durchführung durch den Operateur sowie die zugeordneten Narkoseleistungen (▶ Abb. 2.2).

Abb. 2.2: Auszug aus Anhang 2 zum EBM (KBV 2024)

Angaben für den zur Leistungserbringung erforderlichen Zeitaufwand des Vertragsarztes gemäß § 87 Abs. 2 S. 1 SGB V in Verbindung mit § 106a Abs. 2 SGB V (Anhang 3)

Erstmalig mit Einführung des EBM2000Plus im Jahr 2005 wurden Plausibilitätszeiten in Form des Anhangs 3 hinterlegt. Mit Hilfe dieser Angaben erfolgt ein Ausweis des für die Leistungserbringung erforderlichen Zeitaufwands des Vertragsarztes. Anhang 3 dient der Darstellung des erforderlichen Zeitaufwandes der einzelnen Gebührenordnungspositionen. Hierzu werden Kalkulationszeiten, Prüfzeiten sowie die Eignung der jeweiligen Prüfzeit ausgewiesen (▶ Abb. 2.3).

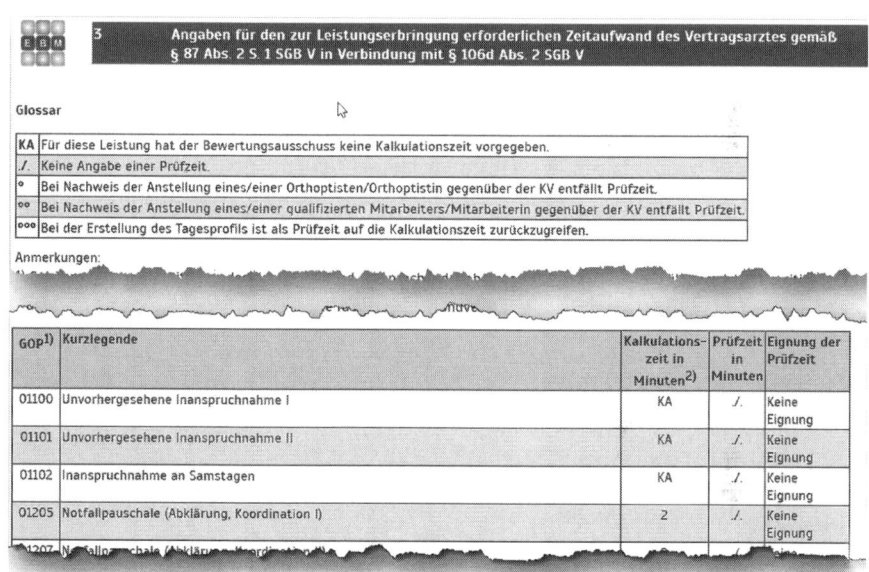

Abb. 2.3: Auszug aus Anhang 3 zum EBM (KBV 2024)

Ziel dieses Anhangs ist es, eine Verkürzung des zeitlichen Aufwandes des Arztes zu Lasten der Qualität in der Patientenversorgung zu vermeiden.

Der Sinn dieser Regelung besteht nicht darin, Ärzte bei signifikanter Unterschreitung des ausgewiesenen Tages- oder Quartalsprofils zu kriminalisieren. Es soll vielmehr einem Missbrauch der Gebührenordnung vorgebeugt werden. Sofern der Arzt Gebührenziffern in Ansatz bringt, deren Leistungsinhalt er zeitlich nicht erbracht haben kann, steht ein Instrument zur Erkennung solcher Ausreißer zur Verfügung. Ausgehend von einer kalkulierten monatlichen Leistungszeit von 156 Stunden und mit der Zielsetzung einer möglichst sachgerechten Verteilung des Budgets einer Kassenärztlichen Vereinigung sollen dem Arzt Anhaltspunkte für die Leistungserbringung an die Hand gegeben werden.

Am Beispiel der Gebührenordnungsziffer 01780 (Planung der Geburtsleitung) soll diese Aufgabe verdeutlicht werden:

Ausgewiesen wird eine Kalkulationszeit von 15 Minuten und eine Prüfzeit von 10 Minuten.

Ergibt die Abrechnungsprüfung der für den Arzt zuständigen Kassenärztlichen Vereinigung eine rechnerische Unterschreitung des Zeitaufwandes unter den Wert von 10 Minuten (9 und weniger Minuten), wird diese Auffälligkeit moniert. Technisch wird eine solche Maßnahme mit Hilfe der Zuspielung standardisierter Zeitprofile zu den gemeldeten Gebührenordnungsziffern erreicht.

Die Eignung der Prüfzeit gibt hierbei die Prüfweise vor. Die Beachtung der Prüfzeit in Minuten muss im o. g. Beispielfall sowohl im Tagesdurchschnitt als auch im Quartalsdurchschnitt erfolgen.

Das heißt: Werden an einem Tag drei Patientinnen mit dieser Leistung durch den Arzt behandelt, bei denen die Behandlungszeit 12 Minuten, 11 Minuten und 10 Minuten beträgt, liegt der arithmetische Mittelwert bei 11 Minuten (33 Minuten geteilt durch 3 Patientinnen) für alle Behandlungen. Eine Unterschreitung der Prüfzeit von 10 Minuten erfolgt somit nicht. Die Abrechnung ist unter diesem Aspekt nicht zu beanstanden.

Dieser Anhang bildet auch die Grundlage für Prüfungen nach § 8 der Richtlinien der Kassenärztlichen Bundesvereinigung und der Spitzenverbände der Krankenkassen zum Inhalt und zur Durchführung der Abrechnungsprüfungen der Kassenärztlichen Vereinigungen und der Krankenkassen.

Verzeichnis nicht oder nicht mehr berechnungsfähiger Leistungen (Anhang 4)

In Anhang 4 erfasste Leistungen sind nicht bzw. nicht mehr im Rahmen der Gesetzlichen Krankenversicherung abrechenbar. Umgangssprachlich wird er daher auch als »amtliche IGeL-Liste« bezeichnet, da die hier aufgeführten Gebührenordnungspositionen gegenüber dem Patienten in Form privatärztlicher Leistungen (sog. Individuelle Gesundheitsleistungen) abgerechnet werden können (▶ Abb. 2.4).

Zuordnung der Gebührenordnungspositionen der Kapitel 50 und 51 zu den Anlagen der Richtlinie des Gemeinsamen Bundesausschusses über die ambulante spezialfachärztliche Versorgung nach § 116b SGB V (ASV-RL) (Anhang 6)

Anhang 6 benennt diejenigen Gebührenordnungspositionen der Kapitel 50 und 51 des EBM, die ausschließlich im Rahmen der Behandlung und bei einer der Erkrankungen gemäß den Anlagen der Richtlinie des Gemeinsamen Bundesausschusses über die ambulante spezialfachärztliche Versorgung nach § 116b SGB V berech-

2.3 Aufbau der Anhänge des Einheitlichen Bewertungsmaßstab

nungsfähig sind. Hierzu erfolgt eine Zuordnung des jeweiligen Abschnitts innerhalb des EBM, einzelner Gebührenordnungspositionen, der relevanten Anlage nach der GBA-Richtlinie zur ASV, der zuständigen ärztlichen Fachgruppe und weiterer Indikationen und Anforderungen. Die Gebührenordnungspositionen sind ausschließlich von den jeweils zugeordneten Fachgruppen entsprechend ihrer Bezeichnung in der ASV-RL berechnungsfähig. Sofern in der Tabelle Indikationen und sonstige Anforderungen genannt werden, sind die Gebührenordnungspositionen nur dann berechnungsfähig, wenn mindestens eine der genannten Indikationen vorliegt und alle Anforderungen erfüllt werden (▶ Abb. 2.5).

Abb. 2.4: Auszug aus Anhang 4 zum EBM (KBV 2024)

Abb. 2.5: Auszug aus Anhang 6 zum EBM (KBV 2024)

Neben den vorgenannten Anhängen existieren zwei weitere Abschnitte des EBM:

- Gebührenordnungspositionen, die ausschließlich im Rahmen der ambulanten spezialfachärztlichen Versorgung (ASV) berechnungsfähig sind (Abschnitt VII)
- Gebührenordnungspositionen, die ausschließlich im Rahmen von Erprobungsverfahren gemäß § 137e SGB V berechnungsfähig sind (Abschnitt VII)

2.4 Vergütungssystematik des Einheitlichen Bewertungsmaßstab

Ein sachgerechtes Ambulanzcontrolling setzt eine fundierte Kenntnis der Erlöse und der Kosten der Leistungserbringung voraus. In rein marktwirtschaftlichen Strukturen (z. B. im Einzelhandel) ergeben sich die Erlöse auf Basis einer Kalkulation des Anbieters und durch Verhandlungen mit dem Nachfrager. Kommt es zu einer Einigung über den Preis, entsteht ein Marktgleichgewicht zwischen Angebot und Nachfrage. Allerdings können insbesondere die Vorstellungen des Nachfragers variieren, sodass er bei einem subjektiv zu hohen Preisempfinden nicht kauft, weil es ihm schlichtweg zu teuer ist. Derartige Marktmechanismen existieren im Gesundheitswesen nur in sehr wenigen Teilbereichen. Grundsätzlich erfolgt die Preisbildung auf Basis administrierter Erlössystematiken.

Bekannt ist bspw. die fallpauschalierte Vergütung der stationären Leistungen (Diagnosis Related Groups – DRG) nach Maßgabe eines bundeseinheitlich vorgegebenen Entgeltkatalogs, dessen Leistungen (Kostengewichte) mit einem einheitlichen Bundesbasisfallwert (Eurobetrag) multipliziert werden und somit die Vergütung für die einzelne Leistung ergeben. Hierzu wird eine Software (der Grouper) verwendet. Zur Einhaltung der Beitragssatzstabilität wirkt flankierend ein Budgetmechanismus, der die Obergrenze der Gesamterlöse festlegt. Eine Unterscheidung nach gesetzlich und privat Versicherten bzw. Selbstzahlern erfolgt nicht, denn die Entgelte für die allgemeine Krankenhausleistung müssen für alle Benutzer einheitlich sein. Das Budget des einzelnen Krankenhauses wird jährlich vom Krankenhaus und den belegenden Krankenkassen verhandelt.

Die Vergütung der ambulanten Leistungen in der gesetzlichen Krankenversicherung erfolgt auf ähnliche Weise. Je KV-Bezirk (i. d. R. das Bundesland) verhandelt die zuständige Kassenärztliche Vereinigung mit den Krankenkassen ein Budget für sämtliche vertragsärztlichen Leistungen. Hierunter werden u. a. auch die Leistungen für ermächtigte Krankenhausärzte subsumiert. Nach einer Einigung besteht die Aufgabe der Kassenärztlichen Vereinigung darin, jedem einzelnen Arzt nach Maßgabe des EBM einen Anteil an diesem Budget zuzuteilen. Dies erfolgt auf Basis eines Planbudgets im Voraus der Leistungserbringung. Den Erlös für seine Leistungen erhält der einzelne Vertragsarzt jedoch erst nach Einreichung seiner Quartalsabrechnung, also nach Beendigung eines Behandlungszeitraums von mindestens 3 Monaten. Während dieses Zeitraums erbringt der Arzt die

2.4 Vergütungssystematik des Einheitlichen Bewertungsmaßstab

Leistungen für die Patienten und erfasst die erbrachten Leistungen ziffernweise nach der Systematik des EBM. Zur Erstellung der KV-Quartalsabrechnung übergibt er die gesammelten Leistungen mittels Datenträger an die für ihn zuständige Kassenärztliche Vereinigung. Sie prüft die Datenlieferung auf Plausibilitäten und die Einhaltung von Regeln der Abrechnung. Aus der Gesamtheit aller Quartalsabrechnungen ermittelt die Kassenärztliche Vereinigung sodann den anteiligen Erlös des einzelnen Arztes. Die Vergütung selbst ergibt sich aus der Multiplikation der Bewertungsrelationen der einzelnen Leistungen des EBM mit einem Punktwert (2023: ca. 0,11 €). Auch im vertragsärztlichen Bereich wirkt flankierend ein Budgetmechanismus zur Einhaltung der Beitragssatzstabilität, der die Obergrenze der Gesamterlöse festlegt.

Ein wesentlicher Unterschied zwischen der ambulanten und stationären Vergütung mit Auswirkung auf das Ambulanzcontrolling ist die Erlösentstehung auf Basis von Einzelziffern des EBM (▶ Abb. 2.6).

Abrechnungstarif	Einheitlicher Bewertungsmaßstab	
Leistung	Binokulare Untersuchung des Augenhintergrundes	

Datum	EBM-Ziffer	Legende	Punkte
01.10.2023	06211	Grundpauschale 6. - 59. Lebensjahr	117
01.10.2023	06215	Zuschlag Hygiene	2
01.10.2023	06333	Binokulare Untersuchung des Augenhintergrundes	53
		Zwischensumme Punktwertrelationen	172
		x Punktwert € 0,10 ergibt	17,20 €
01.10.2023	40110	Kostenpauschale für die Versendung bzw. den Transport eines Briefes und/oder von schriftlichen Unterlagen	0,86 €
		Honorarsumme	18,06 €

Abb. 2.6: Musterrechnung nach dem EBM (angenommener Punktwert: 0,10 €)

Vergütung von Leistungen außerhalb des EBM

Die Vergütung der ambulanten Leistungen in der privatärztlichen Abrechnung bzw. bei selbstzahlenden Patienten kennt keine Budgetbegrenzung. Auf Grundlage eines direkten Vertragsverhältnisses zwischen Arzt und Patient werden ebenfalls medizinisch notwendige Leistungen erbracht, die der Arzt dem Patienten jedoch nach billigem Ermessen, unter Berücksichtigung des Zeitaufwands und des Schweregrades in Rechnung stellt. Hierzu nutzt er die GOÄ, die wie der EBM ebenfalls ein Verzeichnis von Einzelleistungen darstellt. Im Gegensatz zum EBM weist die GOÄ für jede Gebührenordnungsposition einen Betrag aus, der dem Einfachsatz entspricht. Dieser Einfachsatz kann jedoch durch den Arzt mit Hilfe eines Multiplikators verändert werden, um die Vergütung an die zuvor erbrachte Leistung nach Schweregrad und Zeitaufwand anzupassen. Der sich ergebende Erlös wird dem Patienten von dem behandelnden Arzt direkt in Rechnung gestellt. Allerdings existieren auch für die Abrechnung nach der GOÄ dokumentierte Regeln für die Erbringung und Abrechnung der Leistungen (▶ Abb. 2.7).

Abrechnungstarif	Gebührenordnung für Ärzte			
Leistung	Binokulare Untersuchung des Augenhintergrundes			

Datum	GOÄ-Ziffer	Legende	1-fach-Satz	Multiplikator	Honorar
01.10.2023	3	Eingehende, das gewöhnliche Maß übersteigende Beratung - auch mittels Fernsprecher	8,74 €	1,0	8,74 €
01.10.2023	383 A	Zuschlag Hygiene	---	---	---
01.10.2023	1242	Binokulare Untersuchung des Augenhintergrundes	8,86 €	1,0	8,86 €
01.10.2023	75	Ausführlicher schriftlicher Krankheits- und Befundbericht	7,58 €	1,0	7,58 €
				Zwischensumme	25,18 €
01.10.2023		Auslage für Porto			0,85 €
				Honorarsumme	26,03 €

Abb. 2.7: Musterrechnung nach der GOÄ

2.5 Unterschiede in den Falldefinitionen des Ambulanzbetriebs

Das Endprodukt der Patientenbehandlung ist eine Dienstleistung, die aus einer rein diagnostischen Leistung des Arztes oder ergänzend aus einer nachfolgenden Therapie bestehen kann. Für die Zwecke der Abrechnung und somit für das Ambulanzcontrolling muss jedoch eindeutig definiert werden, wann diese Dienstleistung beginnt und wann sie endet. Gerade bei der statistischen Analyse des Leistungsportfolios ist die Betrachtung der einzelnen Leistungen von großer Bedeutung. Fallzahl-, Einzugsgebiete- und Einzelleistungsstatistiken, aber auch Schweregradklassifikationen basieren regelhaft auf dem behandelten Patienten, also dem Fall.

Von Ausnahmen abgesehen, beginnt die Dienstleistung im stationären Bereich mit der Aufnahme des Patienten und endet mit seiner Entlassung. Die diagnostischen und therapeutischen Maßnahmen innerhalb dieser Zeitspanne werden als Fall definiert und pauschaliert abgerechnet. Auch im ambulanten Sektor bedarf es einer solchen Definition. Allerdings werden aus abrechnungs- und budgettechnischen Gründen unterschiedliche Falldefinitionen unterschieden.

Von einem **Behandlungsfall** ist zu sprechen, solange

- die Behandlung sich auf dasselbe Quartal erstreckt,
- derselbe Leistungserbringer die Behandlung durchführt,
- derselbe Sozialleistungsträger zahlungspflichtig ist und
- die Leistungen grundsätzlich in Zusammenhang mit derselben Hauptleistung erbracht werden.

Die Quartalsgültigkeit stellt hier das wesentliche Abgrenzungsmerkmal dar. In der Regel endet ein Fall mit Abschluss eines Quartals. Eine derartige Abgrenzung kennt die GOÄ nicht. Rechnungsbeträge können dort vier Wochen nach der ersten Leistungserbringung berechnet werden und sind sofort fällig.

Von einem **Krankheitsfall** ist zu sprechen, solange

- die Behandlung sich auf dasselbe und die drei folgenden Quartale erstreckt,
- derselbe Leistungserbringer die Behandlung durchführt,
- derselbe Sozialleistungsträger zahlungspflichtig ist und
- die Leistungen grundsätzlich in Zusammenhang mit derselben Hauptleistung erbracht werden.

Das bedeutet: Bestimmte Gebührenpositionen können nur einmal in einem Jahr für den Versicherten erbracht und zu Lasten des Sozialleistungsträgers abgerechnet werden.

Mit Inkrafttreten der Reform der vertragsärztlichen Versorgung im Jahr 2008 und der korrespondierenden Anpassung des EBM wurden weitere Falldefinitionen ergänzt.

Von einem **Betriebsstättenfall** ist zu sprechen, solange

- die Behandlung sich auf dasselbe Quartal erstreckt,
- ein oder mehrere Ärzte derselben Betriebs- bzw. Nebenbetriebsstätte tätig werden,
- derselbe Sozialleistungsträger zahlungspflichtig ist und
- die Leistungen grundsätzlich in Zusammenhang mit derselben Hauptleistung erbracht werden.

Von einem **Arztfall** ist zu sprechen, solange

- die Behandlung sich auf dasselbe Quartal erstreckt,
- derselbe Sozialleistungsträger zahlungspflichtig ist und
- die Leistungen grundsätzlich in Zusammenhang mit derselben Hauptleistung erbracht werden.

Nicht maßgeblich ist hier das Element der Betriebs- bzw. Nebenbetriebsstätte.

2.6 Regelleistungsvolumen zur Vermeidung des Erlösverfalls

Bereits seit dem Jahr 2005 existiert ein Regulierungsmechanismus in der vertragsärztlichen Versorgung, der eine grundsätzliche Vergütung aller erbrachten Leistungen verspricht. Ähnlich dem stationären Sektor vollzieht das Regelleistungsvolumen eine Deckelung der Erlöse einer Vertragsarztpraxis. Die Begrifflichkeit lässt auf Anhieb keine komplexen Rechenalgorithmen vermuten, doch liegen die Vorstellungen über die praktische Umsetzung oft weit auseinander. Im Unterschied zur Vergütung der stationären Leistung erhält ein an der vertragsärztlichen Versorgung teilnehmender Arzt sein Honorar über eine Kassenärztliche Vereinigung. Hierzu vereinbart diese Körperschaft öffentlichen Rechtes ein Gesamtbudget für den KV-Bezirk (Gesamtvergütung) mit den Landesverbänden der Krankenkassen, das mit Hilfe des EBM und eines Honorarverteilungsvertrages zu möglichst gerechten Anteilen auf die einzelnen Vertragsärzte zu verteilen ist.

Das Budget ist begrenzt und der Wert einer einzelnen Leistung ermittelt sich als relativer Anteil auf Basis des EBM. Da dieser fast ausnahmslos nur Bewertungsrelationen für die Leistungen ausweist, müssen diese mit Hilfe eines Punktwertes in Eurobeträge umgerechnet werden. Dieser Punktwert ermittelt sich aus der Division des Budgets durch die erbrachten Punktwertrelationen. Die Vereinbarung zwischen den Landesverbänden der Krankenkassen und der Kassenärztlichen Vereinigung basiert auf der Annahme, dass grundsätzlich jede erbrachte Leistung auch vergütet wird. Somit steht der vereinbarten Geldmenge eine Leistungsmenge gegenüber. Aus dem Quotienten »Budget ÷ Punktwertrelationen« ergibt sich eine Abnahme des Punktwertes bei steigenden Punktwertrelationen und vice versa. Dieser Mechanismus der floatenden Punktwerte steht seit Jahren im Mittelpunkt der politischen Diskussion.

Mit Hilfe des Regelleistungsvolumens soll das Floating der Punktwerte in definierten Grenzen vermieden werden. Auch hierbei wird von der grundsätzlichen Vergütung aller Leistungen ausgegangen. Allerdings erfolgt die Honorierung der Leistungen nicht allein mit Hilfe von Punktwerten, sondern primär auf Grundlage standardisierter Fallwerte (sog. Fallpunktzahlen).

Das Regelleistungsvolumen ist eine arztbezogene Obergrenze für das Honorar eines einzelnen Arztes bzw. einer einzelnen Praxis nach Maßgabe nicht floatender, sondern fester Punktwerte.

Zur Ermittlung des Regelleistungsvolumens berechnet die zuständige Kassenärztliche Vereinigung individuelle Fallpunktzahlen je Arztgruppe. Je Arztgruppe werden sechs Fallpunktzahlen ermittelt, die sich einerseits an den zahlungspflichtigen Krankenkassenarten (Primär- und Ersatzkassen) und andererseits an den Altersgruppen nach dem EBM (0–5 Jahre, 6–59 Jahre, ≥ 60 Jahre) orientieren.

Die nachfolgende Tabelle zeigt einen Ausschnitt einer solchen arztgruppenspezifischen Fallpunktzahltabelle (▶ Tab. 2.1).

Jede der sechs Fallpunktzahlen (FPZ) wird mit der erbrachten Fallzahl (FZ) in der jeweiligen Kategorie multipliziert. Die Summe der sechs Teilprodukte aus Fallpunktzahl und Fallzahl ergibt das Punktzahlvolumen (PZV), welches mit einem Punktwert multipliziert das Regelleistungsvolumen (RLV) ergibt (▶ Abb. 2.8).

Im Gegensatz zu den ehemals floatenden Punktwerten oder Praxisbudgets führt die Neuaufnahme eines Vertragsarztes im System des Regelleistungsvolumens nicht zu einem Punktwertverfall. Seine Leistungen werden nach Maßgabe des vereinbarten Punktwertes und des Punktzahlvolumens vergütet.

Tab. 2.1: Arztgruppenspezifische Fallpunktzahlen (Kolb 2016, S. 63)

Arzt-/Fachgruppe	Punktzahl Regelleistungsvolumen (nach Altersgruppe der Patienten in Jahren)					
	Primärkassen			Ersatzkassen		
	0–5	6–59	≥ 60	0–5	6–59	≥ 60
Fachärzte für Allgemeinmedizin, Praktische Ärzte, Fachärzte für Innere Medizin mit Zuordnung zur hausärztlichen Versorgungsebene	520	576	1.059	424	475	821
Fachärzte für Kinder- und Jugendmedizin	528	344	331	640	433	531
Fachärzte für Anästhesiologie	1.616	1.586	1.548	2.412	1.600	1.770
Fachärzte für Augenheilkunde	604	420	776	528	477	801
Fachärzte für Chirurgie, Kinderchirurgie, Plastische Chirurgie, Herzchirurgie, Neurochirurgie	537	796	1.057	474	701	903
Fachärzte für Frauenheilkunde (mit/ohne fakultative WB Endokrinologie und Reproduktionsmedizin)	320	348	320	302	602	378
Fachärzte für Hals-Nasen-Ohren-Heilkunde	760	690	621	987	865	788
Fachärzte für Haut- und Geschlechtskrankheiten	277	482	528	379	652	677
Fachärzte für Humangenetik	733	1.667	1.983	681	1.697	2.063
Fachärzte für Innere Medizin ohne Schwerpunkt mit Zuordnung zur fachärztlichen Versorgungsebene bzw. SP Endokrinologie	714	963	1.304	921	1.058	1.200
Fachärzte für Innere Medizin mit SP Angiologie	1.402	1.236	1.539	1.486	1.302	1.613
Fachärzte für Innere Medizin mit SP Angiologie bzw. SP Kardiologie und jeweils invasiver Tätigkeit	2.423	2.388	2.443	2.048	1.530	2.400
Fachärzte für Innere Medizin mit SP Gastroenterologie	674	589	794	817	719	918
Fachärzte für Innere Medizin mit SP Hämato-/Onkologie	1.556	1.387	1.652	2.059	1.820	2.179
Fachärzte für Innere Medizin mit SP Kardiologie	1.370	1.060	1.611	1.245	1.253	1.242

Tab. 2.1: Arztgruppenspezifische Fallpunktzahlen (Kolb 2016, S. 63) – Fortsetzung

Arzt-/Fachgruppe	Punktzahl Regelleistungsvolumen (nach Altersgruppe der Patienten in Jahren)					
	Primärkassen			Ersatzkassen		
	0–5	6–59	≥ 60	0–5	6–59	≥ 60
Fachärzte für Innere Medizin mit SP Pneumologie	662	1.253	1.350	647	1.206	1.209
Fachärzte für Innere Medizin mit SP Rheumatologie	825	803	853	940	912	971
Fachärzte für Innere Medizin mit SP Nephrologie ohne Abrechnung ärztlicher Dialyseleistungen	1.008	958	1.052	1.047	993	1.095
Fachärzte für Innere Medizin mit SP Nephrologie mit Abrechnung ärztlicher Dialyseleistungen/ohne Abrechnung von Dialysesachkosten	3.657	3.106	4.000	2.781	2.427	3.089
Fachärzte für Innere Medizin mit SP Nephrologie mit Abrechnung ärztlicher Dialyseleistungen/mit Abrechnung von Dialysesachkosten	2.385	1.791	2.834	2.251	1.838	2.605
Fachärzte für Kinder- und Jugendpsychiatrie und -psychotherapie	1.876	2.054	0	2.151	2.293	0
Fachärzte für Mund-, Kiefer- und Gesichtschirurgie	567	1.700	1.273	861	3.029	1.987
Fachärzte für Nervenheilkunde, Neurologie und Psychiatrie (Doppelzulassung)	677	1.025	995	1.052	1.065	1.035
Fachärzte für Neurologie	973	917	1.029	1.004	948	1.060
Fachärzte für Nuklearmedizin	1.122	1.005	1.278	1.029	749	1.629
Fachärzte für Orthopädie	510	843	1.054	480	785	991
Fachärzte für Phoniatrie und Pädaudiologie	1.176	901	725	1.752	1.222	1.071

SP = Schwerpunkt

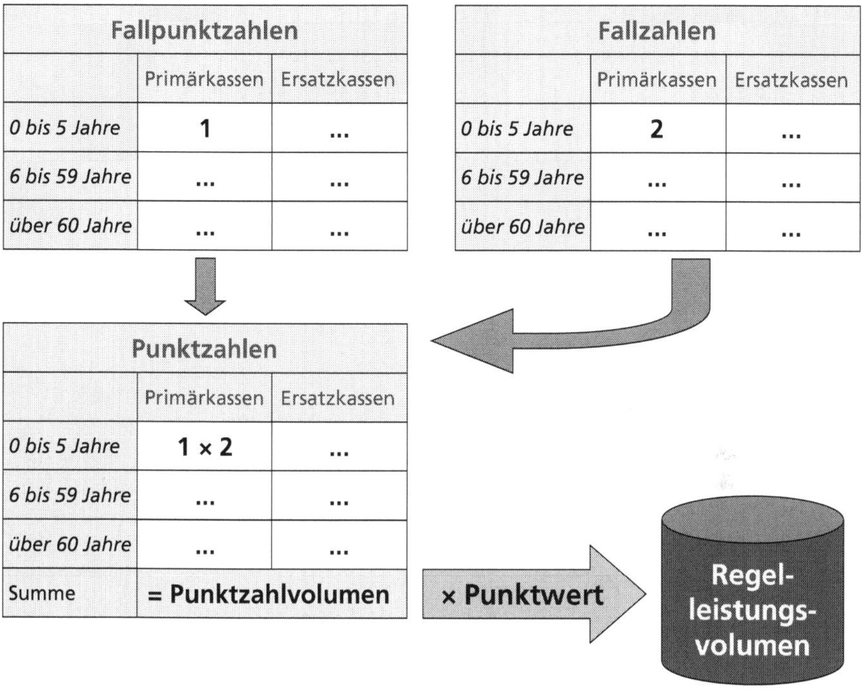

2.6 Regelleistungsvolumen zur Vermeidung des Erlösverfalls

Fallpunktzahlen	Primärkassen	Ersatzkassen
0 bis 5 Jahre	1	...
6 bis 59 Jahre	...	...
über 60 Jahre	...	...

Fallzahlen	Primärkassen	Ersatzkassen
0 bis 5 Jahre	2	...
6 bis 59 Jahre	...	...
über 60 Jahre	...	...

Punktzahlen	Primärkassen	Ersatzkassen
0 bis 5 Jahre	1 × 2	...
6 bis 59 Jahre	...	...
über 60 Jahre	...	...
Summe	= Punktzahlvolumen	

× Punktwert ⇒ Regelleistungsvolumen

Abb. 2.8: Schematische Darstellung der Ermittlung des Regelleistungsvolumens (Kolb 2016, S. 64)

Anhand eines einfachen Beispiels soll dieser Berechnungsmodus veranschaulicht werden (▶ Tab. 2.2):

Tab. 2.2: Ermittlung der Fallpunktzahlen (Kolb 2016, S. 65)

	Fallpunktzahlen	
	Fachärzte für Augenheilkunde	
	Primärkassen	Ersatzkassen
0–5 Jahre	417	974
6–59 Jahre	1.161	1.178
≥ 60 Jahre	1.448	1.489
	Fallzahlen	
	Primärkassen	Ersatzkassen
0–5 Jahre	100	50
6–59 Jahre	200	150
≥ 60 Jahre	400	300

Tab. 2.2: Ermittlung der Fallpunktzahlen (Kolb 2016, S. 65) – Fortsetzung

	Fallzahlen	
	Primärkassen	Ersatzkassen
0–5 Jahre	41.700	48.700
6–59 Jahre	232.200	176.700
≥ 60 Jahre	579.200	521.150
Punktzahlvolumen		1.599.650
Punktwert*		0,10 €
Regelleistungsvolumen		159.965,00 €

* Aus Vereinfachungsgründen wird in allen Beispielen mit einem Punktwert in Höhe von 0,10 € gerechnet.

Zu beachten ist, dass nicht in jedem Bundesland sämtliche Leistungen über Regelleistungsvolumina abgebildet werden. Teilweise wird vollständig auf ihre Bildung verzichtet. In der Regel sind Leistungen des ambulanten Operierens nicht Bestandteil des Regelleistungsvolumens.

Der Mechanismus der Budgetbegrenzung durch das Regelleistungsvolumen ist grundsätzlich, d. h. Leistungen, die über das prognostizierte Volumen hinausgehen, werden dennoch vergütet. Dies allerdings mit einem oft sehr geringen Punktwert. Im Bereich einiger Kassenärztlicher Vereinigungen kann dies eine Minderung des regulären Punktwerts von bis zu 90 % bedeuten.

Für Gemeinschaftspraxen und Medizinischen Versorgungszentren gelten besondere Regelungen. Bei diesen Formen vertragsärztlicher Versorgung ermittelt sich das Regelleistungsvolumen als arithmetischer Mittelwert aus den Fallpunktzahlen der beteiligten Arztgruppen, den erbrachten Fallzahlen, einem Aufschlag auf den errechneten Mittelwert und dem festen Punktwert. Es liegt auf der Hand, dass Arztgruppen mit geringeren Fallpunktzahlen die Mittelwertbildung belasten, wohingegen Arztgruppen mit höheren Fallpunktzahlen diese begünstigen.

Anhand eines abschließenden Beispiels soll dies verdeutlicht werden
(▶ Abb. 2.9):

Fallpunktzahlen				
	Fachärzte für Augenheilkunde		Fachärzte für Anästhesiologie	
	Primärkassen	Ersatzkassen	Primärkassen	Ersatzkassen
0 bis 5 Jahre	417	974	1.616	2.412
6 bis 59 Jahre	1.161	1.178	1.586	1.600
ab 60 Jahre	1.448	1.489	1.548	1.770

arithmetischer

gemittelte Fallpunktzahlen + 130 Pkt.		
	Primärkassen	Ersatzkassen
0 bis 5 Jahre	1.147	1.823
6 bis 59 Jahre	1.504	1.519
ab 60 Jahre	1.628	1.760

multipliziert mit

Fallzahlen		
	Primärkassen	Ersatzkassen
0 bis 5 Jahre	200	100
6 bis 59 Jahre	500	400
ab 60 Jahre	700	600

ergibt

Punktzahlen		
	Primärkassen	Ersatzkassen
0 bis 5 Jahre	229.400	182.300
6 bis 59 Jahre	752.000	607.600
ab 60 Jahre	1.139.600	1.056.000
Punktzahlvolumen		3.966.900

Punktwert	0,10 €

Regelleistungsvolumen	396.690,00 €

Abb. 2.9: Beispielhafte Ermittlung des Regelleistungsvolumens (Kolb 2016, S. 66)

2.7 Inhalte von Leistungen

Für das Verständnis der Gebührenpositionen bei Abrechnung, Kalkulation und Controlling der Leistungen ist es wichtig, die Inhalte der berechnungsfähigen Leistungen zu kennen.

Wie in allen ambulanten Tarifwerken gelten folgende Grundsätze:

- Die Gebührenpositionen sind umfänglich und enthalten sämtliche Leistungen des Arztes.
- Eine weitere Finanzierungsquelle der ärztlichen Leistungen existiert nicht.
- Ausnahmefälle dieser Grundsätze werden ausdrücklich erwähnt.

Die Gebührenpositionen des EBM beinhalten – soweit nichts anderes bestimmt ist – folgende Elemente (vgl. Bereich I, Kapitel 7, Abschnitt 7.1 EBM):

- Allgemeine Praxiskosten,
- Kosten, die durch die Anwendung von ärztlichen Instrumenten und Apparaturen entstanden sind,
- Kosten für Einmalspritzen, Einmalkanülen, Einmaltrachealtuben, Einmalabsaugkatheter, Einmalhandschuhe, Einmalrasierer, Einmalharnblasenkatheter, Einmalskalpelle, Einmalproktoskope, Einmaldarmrohre, Einmalspekula und Einmalküretten,
- Kosten für Reagenzien, Substanzen und Materialien für Laboratoriumsuntersuchungen,
- Kosten für Filmmaterial,
- Versand- und Transportkosten.

Ergänzend weist Anhang 1 des EBM die Leistungen aus, die bereits in den Komplexen enthaltenen sind (auszugsweise Darstellung):

- Dokumentationen im Rahmen der berufsrechtlichen Verpflichtung
- Ausstellung von Wiederholungsrezepten ohne Arzt-Patienten-Kontakt, ausgenommen Rezepte im Rahmen der Empfängnisregelung
- Ausstellung von Überweisungsscheinen ohne Arzt-Patienten-Kontakt
- Schriftliche ärztliche Empfehlungen an den Patienten ohne Arzt-Patienten-Kontakt
- Übermittlung von Befunden oder ärztlichen Anordnungen an den Patienten im Auftrag des Arztes durch das Praxispersonal, auch mittels technischer Kommunikationseinrichtungen
- Ausstellung einer Arbeitsunfähigkeitsbescheinigung gemäß § 3 des Entgeltfortzahlungsgesetzes
- Schriftlicher Diätplan bei schweren Ernährungs- oder Stoffwechselstörungen, speziell für den betreffenden Patienten aufgestellte Beratungen
- Symptombezogene klinische Untersuchungen
- Beratung der Bezugsperson(en), sofern nicht gesondert ausgewiesen
- Konsiliarische Erörterungen zwischen zwei oder mehr behandelnden Ärzten oder zwischen behandelnden Ärzten und Psychologischen Psychotherapeuten bzw. Kinder- und Jugendlichenpsychotherapeuten über bei demselben Patienten in demselben Quartal erhobenen Befunde
- Erörterung, Planung und Koordination gezielter therapeutischer Maßnahmen insbesondere mit dem Ziel sparsamer Arzneimitteltherapie
- Beistand eines Vertragsarztes bei der ärztlichen Leistung eines anderen Vertragsarztes

2.7 Inhalte von Leistungen

- Assistenz durch einen Arzt, der nicht selbst an der vertragsärztlichen Versorgung teilnimmt, bei ambulanten operativen Eingriffen eines Vertragsarztes oder Assistenz eines genehmigten Assistenten bei operativen belegärztlichen Leistungen
- Anamnese(n), sofern nicht gesondert ausgewiesen
- Fremdanamnese(n), sofern nicht gesondert ausgewiesen
- Erhebung des Ganzkörperstatus (nicht im hausärztlichen Versorgungsbereich)
- Erhebung eines Organstatus

Die Kosten für Versandmaterial, für die Versendung bzw. den Transport des Untersuchungsmaterials und die Übermittlung des Untersuchungsergebnisses innerhalb einer Apparate- bzw. Laborgemeinschaft oder innerhalb eines Krankenhausgeländes sind nicht berechnungsfähig.

Nicht enthalten in den berechnungsfähigen Leistungen sind (vgl. Bereich I, Kapitel 7, Abschnitt 7.2 EBM):

- Kosten für Arzneimittel, Verbandmittel, Materialien, Instrumente, Gegenstände und Stoffe, die nach der Anwendung verbraucht sind oder die der Kranke zur weiteren Verwendung behält
- Kosten für Einmalinfusionsbestecke, Einmalinfusionskatheter, Einmalinfusionsnadeln und Einmalbiopsienadeln

Hierzu können jedoch Ausnahmen definiert werden (vgl. Bereich I, Kapitel 7, Abschnitt 7.3 EBM).

Die Inhalte der Gebühren nach der GOÄ sind nicht im gleichen Maße umfassend wie die des EBM. Sie beinhalten:

- die Praxiskosten,
- den Sprechstundenbedarf,
- die Kosten für die Anwendung von Instrumenten und Apparaten, wenn nicht etwas Gegensätzliches bestimmt ist und
- die Leistungen Dritter, die nicht liquidieren können.

Dies ist jedoch in einer Besonderheit der GOÄ begründet. Nach § 10 GOÄ können ergänzend zu den Gebührenziffern Auslagen berechnet werden. Somit sind sie nicht mit den Gebührensätzen abgegolten.

Hierunter fallen:

- Kosten für Arzneimittel,
- Kosten für Verbandmittel,
- Kosten für sonstige Materialien, die der Patient zur weiteren Verwendung behält oder die mit einer einmaligen Anwendung verbraucht sind,
- Versand- und Portokosten (unter den Voraussetzungen des § 10 Abs. 3 GOÄ) und
- Kosten, die bei der Anwendung radioaktiver Stoffe durch deren Verbrauch entstehen.

Ähnlich dem EBM existieren auch innerhalb der GOÄ einzelne Hinweise auf gesondert berechnungsfähige Kosten.

2.8 Abbildung der ambulanten Operationen in Form von Katalogen

2.8.1 Grundlagen der Abrechnung ambulanter Operationen nach dem EBM

Neben den eigentlichen Leistungsverzeichnissen der Gebührenordnungen und Tarife bietet der EBM mit seinem Anhang 2 wertvolle Informationen für operativ tätige Ärzte. Dieser Anhang führt, nach Fachgruppen gegliedert, die möglichen operativen Prozeduren in der vertragsärztlichen Versorgung auf und liefert zudem die hierbei in Ansatz zu bringenden Abrechnungsziffern für die eigentliche Operation, die Betreuung am Tag des Eingriffs, die Nachbehandlung und die Narkoseleistung.

Der Aufbau des Operationskatalogs folgt einem tabellarischen Schema und bildet die Ziffernkombinationen ab. Im beispielhaften Fall einer Exzision von (erkranktem) Gewebe der Tränendrüse als partielle Exzision mit dem Prozedurenschlüssel 5-081.0 kommen die nachfolgend fett markierten Ziffern zur Abrechnung (▶ Tab. 2.3, siehe auch ▶ Abb. 2.2).

Tab. 2.3: Beispiel eines Operationskatalogs

OPS 2024	Seite	Bezeichnung OPS 2024	Kategorie	OP-Leistung	Überwachung	Nachbeh. Überw.	Nachbeh. Operat.	Narkose
5-081.0	↔	Exzision von (erkranktem) Gewebe der Tränendrüse: Partielle Exzision	U1	31321/ 36321	31502/ 36502	31708	31709	31821/ 36821

Neben der reinen Angabe der möglichen Abrechnungsziffern erfolgt eine Systematisierung der Eingriffe in Eingriffskategorien. Nicht die einzelne Leistung wird ausgewiesen, sondern lediglich der Oberbegriff der Kategorie. Die dargestellte Operationsleistung gehört somit in die Kategorie U1. Die Eingriffskategorie sortiert die Eingriffe nicht nur in eine bestimmte Gruppe (Extraoculare Eingriffe), sondern sie klassifiziert diese auch nach dem kalkulierten (!) Aufwand.

Der Buchstabe der Kategorie repräsentiert das Fachgebiet (hier: U = Extraocularer Eingriff) (▶ Tab. 2.4), die nachfolgende Zahl bildet die kalkulierte Schnitt-Naht-Zeit-Gruppe ab (▶ Tab. 2.5).

2.8 Abbildung der ambulanten Operationen in Form von Katalogen

Tab. 2.4: Eingriffskategorien der Fachgebiete

Buchstabe	Eingriffskategorie
A	Dermatochirurgischer Eingriff
B	Eingriff an der Brustdrüse
C	Eingriff an einer Extremität
D	Eingriff an Knochen und/oder Gelenken
E	Arthroskopischer Eingriff
F	Visceralchirurgischer Eingriff
G	Endoskopischer visceralchirurgischer Eingriff
H	Proktologischer Eingriff
I	Kardiochirurgischer Eingriff
J	Thoraxchirurgischer Eingriff
K	Eingriff am Gefäßsystem
L	Einbau, Wechsel oder Entfernung eines Schrittmachersystems
M	Mund-Kiefer-Gesichtschirurgischer Eingriff
N	Eingriff der HNO-Chirurgie
O	Peripherer neurochirurgischer Eingriff
P	Zentraler neurochirurgischer Eingriff
PP	Stereotaktischer neurochirurgischer Eingriff
Q	Urologischer Eingriff
R	Endoskopischer urologischer Eingriff
RR	(Endoskopischer) urologischer Eingriff mit Bildwandler
S	Gynäkologischer Eingriff
T	Endoskopischer gynäkologischer Eingriff
U	Extraocularer Eingriff
V	intraocularer Eingriff
W	laserchirurgischer Eingriff
X	intraocularer Eingriff als Phakoemulsifikation

Für die Zwecke des Controllings von Relevanz ist auch die kalkulierte Schnitt-Naht-Zeit mit der nachfolgenden Kategorie.

Der EBM gibt je operativem Eingriff eine definierte Dauer für den Eingriff vor. Wichtig für das Ambulanzcontrolling: Von dieser Definition kann nicht abgewichen werden. Egal ob ein Operateur die kalkulierte Zeit unterschreitet (weil er u. U. bei dem Eingriff erfahrener ist) oder überschreitet (weil es ihm u. U. noch an Erfahrung mangelt oder eine Komplikation entsteht): In jedem Fall ist die abrechnungsrelevante Dauer aus Anhang 2 zu nehmen.

Tab. 2.5: Kategorien der kalkulierten Schnitt-Naht-Zeiten

Kalkulierte Schnitt-Naht-Zeit	Kategorie
Bis 15 Minuten	(1)
15 bis 30 Minuten	(2)
30 bis 45 Minuten	(3)
45 bis 60 Minuten	(4)
60 bis 90 Minuten	(5)
90 bis 120 Minuten	(6)
Mehr als 120 Minuten	(7)

Auf diese Weise weichen zwar u. U. mögliche Planungen und Realitäten voneinander ab, aber für standardisierte Betrachtungen des Operationsvolumens (z. B. für Personalbedarfsberechnungen oder Budgetkalkulationen) entsteht hieraus eine große Sicherheit für das Ambulanzcontrolling. So kann bspw. im Rahmen von Abweichungsanalysen betrachtet werden, in welchen Fällen die reale Schnitt-Naht-Zeit von der kalkulierten abweicht.

Anhand eines Beispiels soll die Abweichungsanalyse erläutert werden:

Zur Verdeutlichung betrachten wir eine Leistung der Kategorie 1 mit einer kalkulierten Schnitt-Naht-Zeit von 15 Minuten. Der Operateur in einer augenärztlichen Praxis erbringt folgende Leistungen mit den ebenfalls ausgewiesenen Leistungszeiten und Dauern.

Eingriff	Beginn	Ende	Dauer	Abw.
1	07:00 Uhr	07:20 Uhr	20 min	+5
2	07:30 Uhr	07:35 Uhr	5 min	−10
3	07:50 Uhr	08:15 Uhr	25 min	+10

In der durchschnittlichen Betrachtung überschreitet der Arzt die vorgegebene Schnitt-Naht-Zeit um 2 Minuten. Neben einer hohen Komplexität der operierten Fälle könnte dies auch bedeuten, dass der Arzt das Operationsverfahren u. U. noch nicht vollständig beherrscht oder andere erschwerende Gründe (z. B. minderwertiges Material) die Ursache sind. Hier muss die weitere Analyse den Sachverhalt untersuchen.

$$\frac{\text{Summe der Istzeiten}}{\text{Anzahl der Operationen}} = \frac{50 \text{ min}}{3} \approx 17 \text{ min}$$

2.8.2 Ambulantes Operieren nach § 115b SGB V

Für das Controlling ambulanter Leistungen des Krankenhauses nach § 115b SGB V darf der vorgenannte Anhang 2 des EBM erst in einem zweiten Schritt verwendet werden. Für Krankenhäuser existiert ein abweichender Katalog ambulanter Operationen und stationsersetzenden Eingriffe, welcher auf Anhang 2 zum EBM verweist.

Den Krankenhäusern steht lediglich ein Ausschnitt an Leistungen zur Verfügung. Die abschließende Aufzählung der Leistungen in Form eines AOP-Katalogs gibt das Leistungsspektrum sehr exakt vor. Leistungen, die nicht enthalten sind, können auch nicht auf dieser Rechtsgrundlage abgerechnet werden.

Der AOP-Katalog nach § 115b SGB V gliedert sich in drei Abschnitte:

- Abschnitt 1 beinhaltet ambulant durchführbare Operationen und sonstige stationsersetzende Eingriffe gem. § 115b SGB V, die in Anhang 2 zu Kapitel 31 des EBM enthalten sind. Es gilt die Leistungsbeschreibung des Prozedurenschlüssels, der auf die zu verwendende Gebührenziffer verweist.
- Abschnitt 2 beinhaltet ambulant durchführbare Operationen und sonstige stationsersetzende Eingriffe gem. § 115b SGB V, die im EBM außerhalb des Anhanges 2 zu Kapitel 31 aufgeführt sind. Im Gegensatz zu Abschnitt 1 erfolgt hier der Ausweis der jeweiligen Prozedur in Form der OPS-Ziffer und der zugeordneten EBM-Position. Es gilt die Leistungsbeschreibung des Prozedurenschlüssels.
- Abschnitt 3 beinhaltet ambulant durchführbare Operationen und sonstige stationsersetzende Leistungen gem. § 115b SGB V ohne OPS-Zuordnung. Es erfolgt allein der Ausweis der EBM-Ziffern. Für die Operationen und Eingriffe gelten die Leistungsbeschreibungen des EBM.

In Zusammenhang mit der Auswahl von Leistungen aus dem Katalog nach § 115b SGB V ist ergänzend zu berücksichtigen, ob eine Leistung einen diagnostischen oder einen therapeutischen Charakter besitzt, da sich dieser auch im jeweiligen Prozedurenschlüssel niederschlägt. Soll beispielsweise eine Herzkatheteruntersuchung durchgeführt werden, ist zwischen einer diagnostischen und einer therapeutischen Herzkatheteruntersuchung zu differenzieren.

Während die diagnostische Linksherzkatheteruntersuchung als Leistung des AOP-Kataloges mit einem Prozedurenschlüssel zwischen 1-275.0 und 1-275.5 zu kodieren und nach der Gebührenordnungsposition 34291 abzurechnen ist, ist die **therapeutische** Herzkatheteruntersuchung mit einem Prozedurenschlüssel aus 5-360.2 ff. zu kodieren, nach der Gebührenordnungsposition 34292 abzurechnen, aber kein Bestandteil des AOP-Kataloges nach § 115b SGB V.

Für das Ambulanzcontrolling der Leistungen nach § 115b SGB V hat Abschnitt 1 die höchste Bedeutung. Um die relevanten Leistungen der Abrechnung zu erhalten, ist eine zweistufige Vorgehensweise erforderlich:

1. Auswahl der Leistung aus Abschnitt 1 des Kataloges zum AOP-Vertrag und Ermittlung des Prozedurenschlüssels (OPS-Kode).
2. Recherche des ermittelten Prozedurenschlüssels (OPS-Kode) in Anhang 2 des EBM und Übernahme der Gebührenordnungsziffern.

2.9 Simultaneingriffe als besondere Herausforderung für das Ambulanzcontrolling

Das Controlling sogenannter Simultaneingriffe stellt eine der wohl anspruchsvollsten Formen der Kosten- und Erlösbetrachtung im Ambulanzbetrieb dar.

Simultaneingriffe sind dadurch gekennzeichnet, dass sie

- zur gleichen Zeit,
- am gleichen Ort und
- im gleichen Behandlungsfall durchgeführt werden.

Typische Vertreter dieser parallelen Eingriffe sind bspw. die Phimosenbehandlung bei gleichzeitiger Operation einer Hydrozele bei Kindern. Die Verfasser des EBM gingen bei der Abbildung dieser Leistungen davon aus, dass – sofern mehrere operative Prozeduren unter einer Diagnose und/oder einem gemeinsamen operativen Zugangsweg erfolgen – die Vergütung des am höchsten bewerteten Eingriffs erfolgt.

Der Begriff des Simultaneingriffs wird allerdings nicht immer im klassischen Sinne als eine parallel stattfindende Leistung verstanden. Er bezeichnet vielmehr eine Operation, bei der eine zusätzliche, vom Haupteingriff unterschiedliche Diagnose vorliegt und ein gesonderter operativer Zugangsweg notwendig ist. Es existieren also ein Haupteingriff und ein weiterer Eingriff. Der Operateur erbringt diese zeitlich nacheinander. In diesem Fall erfolgt die Vergütung der Überschreitung der kalkulatorischen Schnitt-Naht-Zeit des Haupteingriffs und der Narkose durch eine Zuschlagsposition (► Abb. 2.10).

2.9 Simultaneingriffe als besondere Herausforderung für das Ambulanzcontrolling

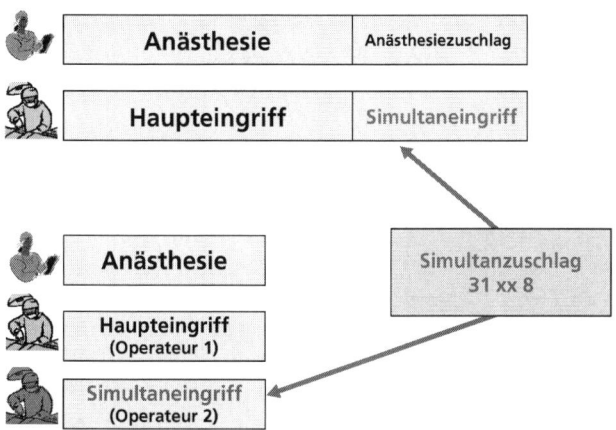

Abb. 2.10: Schematische Darstellung Simultaneingriff

Die Überschreitung ist durch das OP- und/oder das Narkoseprotokoll nachzuweisen. Es sind somit drei Voraussetzungen zu erfüllen:

1. Zusätzliche, vom Haupteingriff unterschiedliche Diagnose[1],
2. gesonderter operativer Zugangsweg und
3. Nachweis der Überschreitung durch das OP- und/oder das Narkoseprotokoll.

Bezogen auf das o. g. Beispiel »Abrechnung von Hydrozele und Phimose« bedeutet dies:

1. Es erfolgt die Abrechnung der Hydrozele als Haupteingriff mit der Gebührenordnungsposition 31272 (Urologischer Eingriff der Kategorie Q2).
2. Die Abrechnung des zweiten Eingriffs (Phimose) erfolgt nicht.
3. Statt des zweiten Eingriffs erfolgt die Berechnung eines Simultanzuschlags. Nach der Struktur des EBM ist das die jeweils letzte Gebührenziffer einer Zifferngruppe (z. B. 31101–31107). Sie hat die Endziffer »8« (z. B. 31108).

Ergänzend legt der EBM fest, dass nicht immer der Simultanzuschlag für den zweiten Eingriff anzusetzen ist. Vielmehr ist der jeweils höhere Simultanzuschlag der beiden Leistungen anzusetzen. Somit kann es vorkommen, dass sowohl die Ziffer des eigentlichen Haupteingriffs und die Simultanziffer des gleichen Eingriffs berechnet werden und der zweite Eingriff überhaupt nicht genannt wird, da die relevanten Gebührenordnungspositionen des zweiten Eingriffs beide niedriger ausfallen.

---

1 Von einer unterschiedlichen Diagnose ist auch zu sprechen, sofern Eingriffe an paarigen Organen vorgenommen werden oder ICD-Kodierungen mit unterschiedlicher Seitenangabe vorliegen.

Maßgeblich für die Berechnung der Zuschlagspositionen für Simultaneingriffe ist zudem nicht die Überschreitung der kalkulatorischen Schnitt-Naht-Zeit der Kategorie des Haupteingriffs, sondern die Überschreitung der tatsächlichen Schnitt-Naht-Zeit des jeweiligen Haupteingriffs.

Auch in Bezug auf die Überschreitung der Schnitt-Naht-Zeit um mindestens 15 Minuten durch den zweiten Eingriff ist nicht die kalkulatorische, sondern die tatsächliche Schnitt-Naht-Zeit maßgeblich.

Beispiel

Kalkulierte Zeit des Haupteingriffs	30 min
Tatsächliche Zeit des Haupteingriffs	15 min
+ Tatsächliche Zeit des Simultaneingriffs	20 min
= Summe der tatsächlichen Eingriffszeiten	35 min

Die Überschreitung der tatsächlichen Zeit des Haupteingriffs beträgt somit 20 Minuten und der Simultanzuschlag ist abrechenbar!

Schließlich besteht auch für die Berechnung des Überwachungskomplexes eine Besonderheit:

Nach einem Simultaneingriff erfolgt die Abrechnung des relevanten höchstwertigsten Überwachungskomplexes. Somit wird auch an dieser Stelle die Abrechnung der höchstwertigen Gebührenziffer ermöglicht.

Die Umsetzung der Bestimmungen zu den Simultaneingriffen stellt sehr hohe Anforderung an die Leistungsdokumentation des Ambulanzbetriebs und sollte in jedem Fall auf Basis einer Abstimmung zwischen der abrechnenden Instanz und dem Ambulanzcontrolling erfolgen.

Einen Sonderfall bildet die Erbringung unterschiedlicher operativer Eingriffe durch zwei Operateure einer Gemeinschaftspraxis oder eines Medizinischen Versorgungszentrums. Hier weicht der EBM von der Annahme ab, dass diese Eingriffe durch einen Operateur zeitlich nacheinander erbracht werden. Im Fall einer echten zeitgleichen Durchführung der Leistung werden Haupteingriff und Simultaneingriff gemäß der oben dargestellten Systematik vergütet. Allerdings kann die Narkoseleistung dann nur nach Maßgabe des Haupteingriffs berechnet werden und der Zuschlag für die Narkoseleistung entfällt!

3 Grundlagen der Kostenrechnung im Ambulanzbetrieb

In diesem Kapitel erfahren Sie...

- warum man im Ambulanzcontrolling zunächst die Erlöse kennen muss.
- welche Kostenbegriffe unterschieden werden müssen.
- warum das Hauptproblem des Ambulanzcontrollings in den fixen Kosten begründet ist.
- wieso man auch für nicht ergriffene Möglichkeiten Kosten kalkulieren muss.
- wie man Kosten am besten verrechnet.
- dass Kosten unterschiedliche Verläufe haben können.
- warum man zwischen genutzten und leeren Fixkosten in der Ambulanz unterscheidet.
- warum zwischen Selbstkosten und Plankosten ein großer Unterschied besteht.
- wie man den Aufwand in der ambulanten Abrechnung pauschaliert.
- was Kostenstellen im Ambulanzbetrieb sind und wozu man sie benötigt.
- inwiefern Gemeinkosten primär und sekundär sein können.
- welchen Nutzen die innerbetriebliche Leistungsverrechnung hat und wie man sie am besten im Ambulanzbetrieb durchführt.

3.1 Begriff der Erlöse

Wie bereits erläutert, basiert das Controlling des Ambulanzbetriebs im Wesentlichen auf Tarifen und Gebührenordnungen, stellt also eine erlösorientierte Betrachtung dar. Diesen Erlösen soll daher im ersten Schritt die Aufmerksamkeit gewidmet werden, bevor die mannigfaltigen Kostenbegriffe erläutert werden. Je nach Art des Ambulanzbetriebs setzen sich die Erlöse aus unterschiedlichen Quellen zusammen.

Eine vertragsärztliche Praxis wird den größten Teil ihrer Erlöse aus der Behandlung gesetzlich versicherter Patienten auf Basis des EBM von ihrer zuständigen Kassenärztlichen Vereinigung erhalten und nur einen geringeren Teil durch direkte Erlöse aus Selbstzahlerbehandlung bzw. Privatpatienten auf Grundlage der GOÄ. Erbringt eine solche Praxis darüber hinaus Leistungen der berufsgenossenschaftlichen Heilbehandlung, können Erlöse auf Grundlage der Unfallversicherungs-

Gebührenordnung für Ärzte (UV-GOÄ) hinzukommen, die die zuständige Berufsgenossenschaft begleichen würde.

Erbringt ein Krankenhaus Leistungen des Ambulanten Operierens nach § 115b SGB V, ergeben sich auch hier die Erlöse auf Grundlage des EBM, allerdings ergänzt um Regelungen des Vertrages nach § 115b SGB V. Das Krankenhaus erhält seine Erlöse jedoch direkt von der für den Patienten zuständigen Krankenkasse.

Nach der allgemeinen Definition der Kosten- und Leistungsrechnung errechnet sich der Gesamterlös aus dem Produkt der Einzel- oder Stückerlöse und der produzierten Menge. Im Ambulanzbetrieb ergibt sich die Erlössumme somit im Regelfall aus der Summe der Bewertungsrelationen, die mit einem Punktwert multipliziert wird, und eventuellen Gebührenziffern mit festen Beträgen sowie weiteren Kosten (-erstattungs-)pauschalen.

3.2 Differenzierung der Kostenbegriffe

3.2.1 Allgemeine Definition der Kosten

Der Begriff der Kosten verdeutlicht den Werteverzehr im Ambulanzbetrieb. Er bildet somit das Gegenstück zu den Leistungen, also der Werteentstehung.

Kosten stellen den bewerteten und sachzielorientierten Verzehr von Gütern und Dienstleistungen in einer bestimmten Betrachtungsperiode dar. Sie setzen sich aus den Grundkosten und den kalkulatorischen Kosten zusammen.

- Die Grundkosten dienen der Leistungserstellung. Hierunter subsumiert man beispielsweise Löhne, Gehälter oder Rohstoffe im Ambulanzbetrieb.
- Kalkulatorische Kosten dienen – wie der Name vermuten lässt – der Kalkulation und stellen insofern eine Besonderheit im Ambulanzbetrieb dar.

Im Gegensatz zu den Kosten beschreiben neutrale Aufwendungen den Werteverzehr, der nicht dem Sachziel dient.

Zu unterscheiden sind drei Formen:

1. **Echter sachzielfremder Aufwand (auch: betriebsfremder Aufwand)**
   Der sachzielfremde Aufwand hat keine Beziehung zum Sachziel des Ambulanzbetriebs.
   Hierunter fallen beispielsweise Spenden, die eine Praxisinhaberin tätigt.
2. **Außerordentlicher Aufwand**
   Der außerordentliche Aufwand besitzt zwar einen Sachzielbezug, aber dieser Aufwand fällt in außerordentlicher Höhe an.
   Hierzu zählen beispielsweise die Kosten für die Beseitigung eines Unwetterschadens in der Praxis.

3. **Periodenfremder Aufwand**
   Auch der periodenfremde Aufwand ist sachzielbezogen. Er gehört jedoch zu einer anderen Abrechnungsperiode.
   Hierzu zählt beispielsweise eine Nachzahlung von Steuern, die sich auf ein vorangegangenes Geschäftsjahr bezieht.

Wertansätze, denen in der Realität kein oder ein anderer Aufwand gegenübersteht, nennt man kalkulatorische Kosten.
Ihr Ziel ist die Erfassung eines Wertverzehrs, der nicht oder nicht in dieser Höhe in der Buchhaltung erfasst werden darf.
Zu unterscheiden sind »Anderskosten« und »Zusatzkosten«. Wie ihre Namen bereits vermuten lassen, existiert bei den Anderskosten ein anderer, bei den Zusatzkosten kein Aufwand im Externen Rechnungswesen:

- Zu den Anderskosten zählen u. a. kalkulatorische Abschreibungen, kalkulatorische Mieten, kalkulatorische Wagnisse oder kalkulatorische Fremdkapitalzinsen.
- Zu den Zusatzkosten zählen u. a. der kalkulatorische Unternehmerlohn oder die kalkulatorischen Eigenkapitalzinsen.

Anhand eines Beispiels soll der Begriff der kalkulatorischen Kosten erläutert werden:

Ein Apotheker nutzt für seine Tätigkeit unentgeltlich seine eigenen Räumlichkeiten. Diese Aufwendungen dürfen in seiner Finanzbuchhaltung nicht gebucht werden, da keine finanziellen Mittel hierfür aufgewendet werden. Würde der Apotheker diese unentgeltliche Nutzung nicht in seine Kosten einkalkulieren, wäre dies für Kunden, die außerhalb der Verordnung weitere Produkte kaufen, sehr erfreulich, da die Preise unter Umständen sehr viel niedriger wären als Preise vergleichbarer Produkte anderer Anbieter. Allerdings würde dies auch zu einer Wettbewerbsverzerrung führen und der Apotheker müsste davon ausgehen, dass er diese unentgeltlichen Räume dauerhaft zur Verfügung hat. Da beides nicht zu erwarten ist, werden Mietaufwendungen kalkulatorisch berücksichtigt, indem man sich an ortsüblichen Mietsätzen orientiert. Da der Apotheker in seiner Finanzbuchhaltung keine Mietzahlungen erfasst, erfolgt allein eine Berücksichtigung im Rahmen des Internen Rechnungswesens als Zusatzkosten.

3.2.2 Differenzierung der Kostenbegriffe

Fixe und variable Kosten

Für die Betrachtung der Kosten sind insbesondere die Begriffe der fixen und variablen Kosten (Unterscheidungskriterium: Beschäftigung), die Zurechenbarkeit der Kosten (Unterscheidungskriterium: Einzel- und Gemeinkosten) und die Bezugsgrößenbetrachtung mit Hilfe von Stück- und Gesamtkosten von Interesse.

3 Grundlagen der Kostenrechnung im Ambulanzbetrieb

Das Kriterium der Beschäftigung bringt zum Ausdruck, welche Menge an Produktions- oder Dienstleistungseinheiten erstellt wird, also wie viele Patienten bspw. behandelt werden. Zu differenzieren ist nach fixen und variablen Kosten.

Während die fixen Kosten unabhängig von der Anzahl der behandelten Fälle entstehen und mit zu- oder abnehmender Menge keine Veränderung erfahren, steigen oder fallen die variablen Kosten in Abhängigkeit von der Menge. Die fixen Kosten werden auch als Bereitschaftskosten bezeichnet (▶ Abb. 3.1).

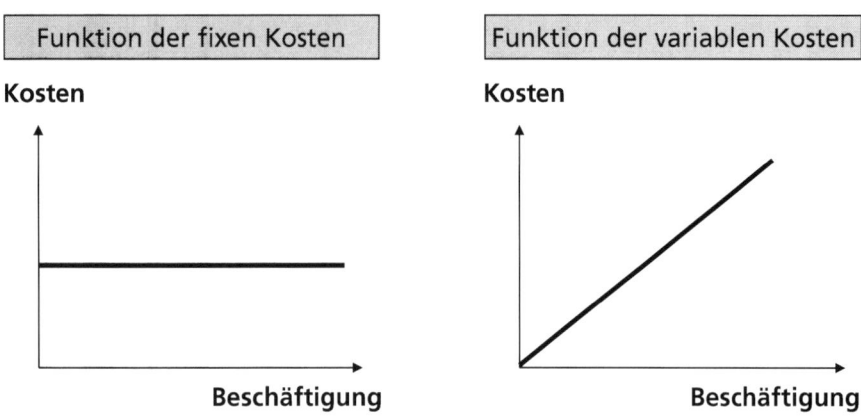

Abb. 3.1: Fixe und variable Kosten

Anhand der Anschaffung und Nutzung eines Fahrzeuges soll der Zusammenhang zwischen fixen und variablen Kosten verdeutlicht werden:

Ein Vertragsarzt schafft für die Hausbesuche auf dem Land ein Fahrzeug an, dessen Anschaffungskosten bei 20.000 € liegen. Seine Nutzungsdauer ist mit 5 Jahren veranschlagt.

- Die anteiligen Anschaffungskosten, die in Form der Abschreibung verbucht werden, belaufen sich auf 4.000 € pro Jahr (20.000.- € / 5 Jahre = 4.000.- € p.a.).
- Die geplante Kilometerleistung des Fahrzeuges wird mit 20.000 km pro Jahr unterstellt. Hierbei geht man von einem Treibstoffverbrauch des Fahrzeuges von 6 Litern Kraftstoff auf 100 Kilometer und einem Liter-Preis von 2 € aus. (2.400 €)
- Für Reparatur-/Inspektionskosten werden jährlich pauschal 1.000 € veranschlagt.
- Hinzu kommen jährlich 1.000 € Kosten für die Versicherung des Fahrzeugs und 200 € für die KFZ-Steuern.

Anteilige Anschaffungskosten, Reparatur-/Inspektionskosten, Versicherung und Steuern entstehen unabhängig von den gefahrenen Kilometern und sind fixe Kosten.

Die Kosten des Treibstoffs verändern sich mit den gefahrenen Kilometern. Sie sind variabel.

- Hieraus ergeben sich 6.200 € fixe Kosten und 2.400 € variable Kosten.
- Die Gesamtkosten belaufen sich somit (bei 20.000 km pro Jahr) auf 8.600 € (▶ Abb. 3.2).

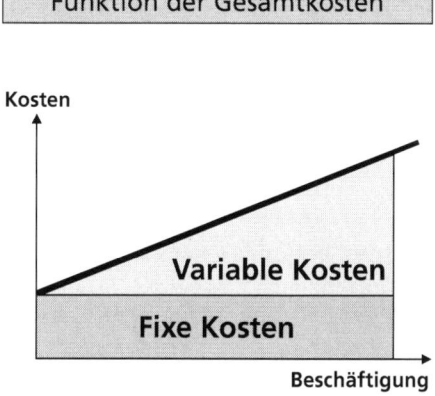

Abb. 3.2: Gesamtkosten

Sprungfixe Kosten

Im einfachsten Fall verhalten sich fixe Kosten über die gesamte Produktionsmenge gleich, also fix. Dieses Verhalten ist jedoch gerade in dem o. g. Beispiel eher unwahrscheinlich.

Nicht selten sind Kosten nur bis zu einer bestimmten Menge fix. Bei Überschreiten dieser Menge (z. B. im Falle einer höheren Patientenzahl als angenommen) entstehen weitere Fixkosten, die sogenannten sprungfixen Kosten (▶ Abb. 3.3).

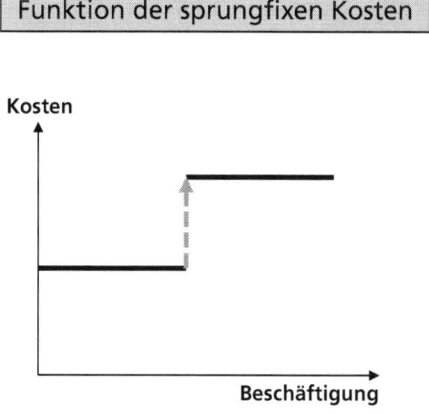

Abb. 3.3: Sprungfixe Kosten

In unserem Autobeispiel würde dieser »Fixkostensprung« dann zum Tragen kommen, wenn das Fahrzeug durch eine stärkere Nutzung häufiger zur Inspektion gebracht werden müsste, also die unterstellten Kosten für Reparaturen und Inspektionen ansteigen würden.

> **Anhand eines Beispiels aus dem Ambulanzbetrieb soll die Auswirkung der sprungfixen Kosten auf die Leistungserbringung erläutert werden:**

Wir gehen davon aus, dass die Kosten (sog. Betriebskosten) für einen Operationssaal in einem AOP-Zentrum bei 100.000 € pro Jahr liegen und für die Zwecke dieses Beispiels als insgesamt fix eingestuft werden. Materialkosten werden zunächst vernachlässigt, da diese in der Regel über die jeweilige Gebührenordnung erstattet werden.

Die Anzahl der Leistungen in diesem Operationssaal wird mit maximal 1.000 Operationen pro Jahr kalkuliert.

Betrachten wir zunächst die durchschnittlichen Kosten, die nach unserer Annahme sämtlich fixe Kosten darstellen, so betragen diese 100 € pro Eingriff.

- Kosten OP-Saal p.a.   100.000 €
- Anzahl Eingriffe (max.) 1.000
- Kosten pro Eingriff   100.000 € / 1.000 Eingriffe = 100 € pro Eingriff

Entscheidet das Management des OP-Zentrums nun, mehr als 1.000 Operationsleistungen zu erbringen, wäre ein zweiter Operationssaal erforderlich, dessen Einrichtung und Unterhaltung (pauschal) weitere 100.000 € fixe Kosten verursacht und eine Leistungskapazität von weiteren 1.000 Leistungen brächte.

Isoliert betrachtet, wären somit auch die Operationsleistung 1.001 bis 2.000 mit jeweils 100 € Fixkosten belastet.

Insgesamt entständen bei einer Leistung von 2.000 Operationen für beide Operationssäle 200.000 € Fixkosten.

Verteilt man diese (proportional) auf die erbrachten Leistungen, so wird jede Operation (bei Volllast beider OP-Säle) auch in diesem Fall mit 100 € Fixkosten belastet. Allerdings setzt dies die Erbringung von genau 2.000 OP-Leistungen voraus.

Würde sich herausstellen, dass die Annahme weiterer 1.000 OP-Leistungen falsch gewesen wäre und würde – im schlimmsten Fall – lediglich eine (!) weitere Operationsleistung erbracht werden, ergäbe sich durch die Fixkosten des zweiten OP-Saals ein Durchschnittsbetrag in Höhe von 199,80 €.

- (2 OP-Säle * 100.000.- €) / 1.001 Eingriffe = 199,80 € pro Eingriff

Würde man den zweiten Operationssaal sogar isoliert betrachten, betrügen die durchschnittlichen Fixkosten dieser einen weiteren OP-Leistung 100.000.- €!

Abgesehen davon, dass unsere letztgenannte theoretische Überlegung kaum praxisnah sein dürfte, verdeutlicht die Gesamtbetrachtung der beiden Operationssäle mit zunächst 1.001 Operationen sehr transparent den sogenannten Fixkostensprung.

Die durchschnittlichen Kosten verlaufen degressiv (daher: Fixkostendegression), die absoluten Fixkosten betragen 100.000.- € bei den ersten 1.000 Leistungen und weitere 100.000.- € bei den nächsten 1.000 Leistungen.

Einzelkosten und Gemeinkosten

Neben den fixen und variablen Kosten bildet die Einteilung in Einzel- und Gemeinkosten ein weiteres Kriterium zur Klassifizierung der Kosten. Ursprünglich aus der Kostenartenrechnung kommend, die die Kosten erfassen und gliedern soll, wird hierbei vornehmlich bei den Materialkosten eine Unterscheidung in einzelne (also direkt zurechenbare) und gemeinsame (also später zu verteilende) Kosten vorgenommen.

Zu den Kostenarten des Ambulanzbetriebs zählen u. a.

- Personalkosten (z. B. Löhne, Gehälter, Sozialversicherungsbeiträge)
- Materialkosten (z. B. OP-Material, Medizinischer Sachbedarf, Bürobedarf)
- Anlagenkosten (z. B. Abschreibungen, Mieten, Instandhaltung)
- Sonstige Kosten (z. B. Kalkulatorische Kosten, Fremdleistungen, Lizenzen)

Während die Zurechnung von Personalkosten auf einen bestimmten Behandlungsfall nur anhand von weiterführenden Maßnahmen (z. B. Zeiterfassungssystem) möglich ist und diese verursachungsgerecht als sogenannte Gemeinkosten verteilt werden müssen, können Materialkosten in einigen Fällen direkt zugerechnet werden. Man spricht dann von Einzelkosten (hier: Materialeinzelkosten). Dies sind beispielsweise Linsen im Fall einer ambulanten Operation der Augen.

Handelt es sich um Gemeinkosten (hier: Materialgemeinkosten), repräsentieren sie eine Gesamtheit an Kosten, die den Kostenträgern zuzuordnen sind. Hierzu zählen beispielsweise die Energiekosten in der Praxis.

In manchen Fällen ist die Einzelerfassung der Kosten unter wirtschaftlichen Gesichtspunkten nicht sinnvoll, obwohl sie organisatorisch möglich wäre. Sie werden dann als Gemeinkosten behandelt und wir sprechen von unechten Gemeinkosten.

Anhand eines Beispiels soll dies erläutert werden:

Im Anschluss an eine Grippeschutzimpfung werden in einer Vertragsarztpraxis Pflaster auf die Einstichstelle geklebt, um die Wunde abzudecken. Theoretisch wäre es möglich, jedes einzelne Pflaster einem bestimmten Patienten zuzuordnen und dann entsprechend abzurechnen. Allerdings wäre der Aufwand für die patientenbezogene Erfassung unverhältnismäßig hoch und unwirtschaftlich. Die Kosten für die Pflaster werden daher als unechte Gemeinkosten abgebildet und dem noch zu erläuternden Begriff des Sprechstundenbedarfs zugeordnet.

Die Aufgabe der später noch zu erläuternden Kostenstellenrechnung besteht primär darin, die Kosten sachgerecht zu verteilen. Dies dient u. a. zur Vorbereitung der nächsten Stufe der Kostenrechnung, der Kostenträgerrechnung oder Kalkulation.

Opportunitätskosten

In gewisser Weise eine Kuriosität bei der Betrachtung der Kosten stellen die Opportunitätskosten dar. Sie werden auch als Verzichts- oder Alternativkosten bezeichnet und bringen zum Ausdruck, welche Kosten entstehen, wenn sich das Management der Praxis für eine andere Möglichkeit (die sogenannte Opportunität) entscheidet. Sie drücken den entgangenen (und in Kosten bewerteten) Nutzen aus.

Anhand eines Beispiels soll der Begriff der Opportunitätskosten verdeutlicht werden:

Eine Vertragsärztin setzt eine Medizinische Fachangestellte für eine andere Aufgabe ein. Die Mitarbeiterin »lässt ihre herkömmliche Arbeit liegen.« Die Vertragsärztin verzichtet auf die Möglichkeit, die Mitarbeiterin wie bisher einzusetzen. Ihre Personalkosten bezeichnet man für die Dauer des (anderweitigen) Einsatzes als Opportunitätskosten.

Durchschnittskosten

Für die Analyse der Kosten kann ein recht einfaches Mittel einen ersten Eindruck über die Wirtschaftlichkeit im Ambulanzbetrieb liefern. Hierbei werden die durchschnittlichen Kosten (k) mit Hilfe der Teilung der Gesamtkosten (K) durch die Leistungseinheiten (x) ermittelt.

$$\frac{K}{x} = k$$

Anhand eines Beispiels soll dies verdeutlicht werden

Für die Erstellung von 100 Einheiten einer speziellen Individuellen Gesundheitsleistung der Labormedizin fallen 1.000.- € Kosten an.

Gemäß der vorgenannten Formel kostet 1 Einheit des Medikaments dann 10.- €:

$$\frac{K}{x} = \frac{1.000\ €}{100} = 10\ €\ \text{pro Einheit}$$

Für unser vorgenanntes Fahrzeug-Beispiel würde dies bei 20.000 km und den ermittelten 8.600.- € Gesamtkosten bedeuten, dass die durchschnittlichen Kosten (sogenannte Vollkosten) je Kilometer 0,43 € betragen:

$$\frac{K}{x} = \frac{8.600\ €}{20.000\ km} = 0,43\ €\ \text{pro km}$$

Die Betrachtung der durchschnittlichen Kosten birgt jedoch eine Gefahr! Während wir bei dem o. g. Beispiel von einer festen Kilometerzahl in Höhe von

20.000 km ausgegangen waren, könnte die Analyse auch mit einer variablen Menge betrachtet werden.

Dieses Phänomen nennen wir »Fixkostendegressionseffekt«. In der anglo-amerikanischen Literatur wird er auch als *economies of scale* (sogenannter Skaleneffekt) bezeichnet.

Zum Verständnis dieses Effekts gehen wir davon aus, dass sich die absoluten Kosten in Bezug auf die Zunahme der Menge nicht verändern, also fix sind.

Betrachtet man nun die (fixen) Kosten **pro Stück**, nehmen sie mit Zunahme der Beschäftigung ab. Der Grund hierfür liegt auf der Hand: Die Kosten verteilen sich auf immer mehr Beschäftigungseinheiten.

Mathematisch folgt dieser Zusammenhang der Zuordnungsvorschrift einer Hyperbel:

$$f(x) = \frac{1}{x}$$

Dieser asymptotische Funktionsverlauf lässt den Eindruck entstehen, dass die fixen Kosten mit steigender Menge immer geringer werden. Dies ist jedoch eine Fehlinterpretation! Nicht die Fixkosten nehmen mit steigender Menge ab, sondern die stückbezogenen Fixkosten (▶ Abb. 3.4).

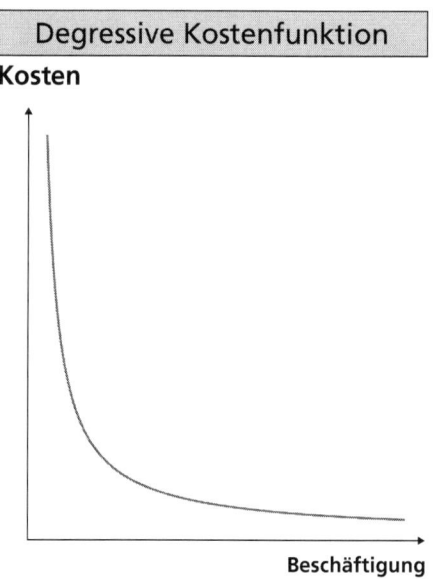

Abb. 3.4: Funktion der abnehmenden Durchschnittskosten

Auch dieser Sachverhalt soll anhand eines Beispiels verdeutlicht werden:

Unter der Annahme, dass die gesamten Fixkosten für das Fahrzeug in unserem Fahrzeug-Beispiel bei 6.200 € liegen, betragen die fixen Stückkosten bei 20.000 km

$$k_f = \frac{K_f}{x} = \frac{6.200\ \text{€}}{20.000\ \text{km}} = 0{,}31\ \text{€ pro km}$$

Geht man nun von der (irrigen) Annahme aus, dass diese fixen Gesamtkosten bei Erhöhung der Kilometerzahl konstant bleiben, so scheint sich der Fixkostendegressionseffekt positiv auf unsere Kosten auszuwirken. Diese Annahme stößt jedoch an ihre Grenzen! Rein rechnerisch halbieren sich zwar die durchschnittlichen Kosten bei einer Kilometerleistung von 40.000 statt 20.000 km, absolut gesehen werden die fixen Gesamtkosten u. U. sogar ansteigen.

Durch die vermehrte Kilometerleistung des Fahrzeugs werden Verschleißteile stärker in Anspruch genommen und das Fahrzeug muss mit großer Wahrscheinlichkeit häufiger zur Inspektion. Wir haben diesen Effekt bereits unter dem Stichwort »sprungfixe Kosten« kennengelernt.

Der Fixkostendegressionseffekt stellt also lediglich einen Zusammenhang zwischen den durchschnittlichen fixen Kosten und der Leistungsmenge her, hat aber zunächst keinen Einfluss auf die Gesamtkosten!

Grenzkosten

Interessanter noch als die Frage der durchschnittlichen Kosten sind gerade beim Angebot Individueller Gesundheitsleistungen die »für eine weitere Einheit« entstehenden Kosten. Sie werden als Grenzkosten bezeichnet und geben an, um welchen Betrag die Kosten bei Änderung einer einzigen Mengeneinheit steigen (oder fallen).

Aufbauend auf den mathematischen Gesetzmäßigkeiten der Differentialrechnung beschreiben die Grenzkosten also das Steigungsverhalten einer Funktion und bringen den Anstieg der Kostenfunktion bei einer weiteren Einheit zum Ausdruck. Sie können mit Hilfe des sog. Differenzenquotienten oder durch mathematische 1. Ableitung der Ausgangsfunktion ermittelt werden. Die 1. Ableitung wird durch ein Hochkomma nach der Variable für die Kosten gekennzeichnet.

$$K' = \frac{\text{Kostenzuwachs}}{\text{Mengenzuwachs}} = \frac{K_2 - K_1}{x_2 - x_1} = \frac{\Delta K}{\Delta x}$$

K' Grenzkosten
K_1 Kosten bei der Menge x_1
K_2 Kosten bei der Menge x_2

3.2 Differenzierung der Kostenbegriffe

Anhand einer Modifikation des Durchschnittskostenbeispiels soll dies verdeutlicht werden

Für die Produktion von 100 Einheiten der o. g. Laborleistung entstanden 1.000 € Kosten. Im Rahmen einer Kooperation mit einer anderen Praxis wird nun überlegt, die Leistungserstellung auszuweiten. Die Anzahl der Leistungen soll auf 150 steigen, die Prognose der Kosten ergibt 1.300.- €.

$$K' = \frac{\text{Kostenzuwachs}}{\text{Mengenzuwachs}} = \frac{1.300\ € - 1.000\ €}{150 - 100} = 6\ € \text{ je Leistung}$$

Die Grenzkosten belaufen sich auf 6.- €. Jede weitere Einheit kostet somit nicht mehr 10.- €, sondern lediglich 6.- €.

Abbildung 3.5 stellt sich diesen Zusammenhang grafisch dar (▶ Abb. 3.5).

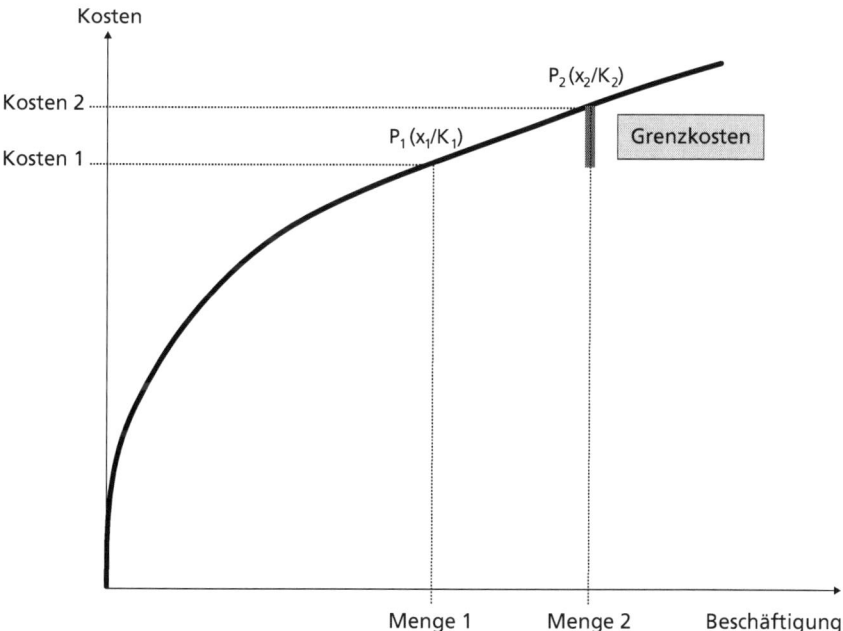

Abb. 3.5: Funktion der Grenzkosten

3.2.3 Kostenverrechnungsprinzipien

Die alleinige Erfassung und Abbildung der Kosten würde den Zwecken des Ambulanzcontrollings nicht gerecht werden. Eine Aufgabe des Ambulanzcontrollings besteht in der Verrechnung der Kosten. Hierfür stehen unterschiedliche methodische Ansätze zur Verfügung, bei deren Anwendung stets überlegt werden muss, ob die verursachungsgerechte Erfassung noch in einem günstigen Verhältnis zur Abbildung des Erfassungsprozesses steht. Grundsätzlich sollen Kosten jeweils der verursachenden Einheit oder dem verursachenden Prozess zugeordnet werden. Dies ist jedoch nicht in allen Fällen möglich oder sinnvoll.

Liegt der Schwerpunkt auf der verursachungsgerechten Erfassung der Kosten, spricht man vom Verursachungsprinzip. Hierbei werden einem Kostenträger nur die Kosten zugeordnet, die er auch verursacht hat.

Im Gegensatz hierzu geht das Proportionalitätsprinzip von der Annahme aus, dass die zu verteilenden Kosten in einem bestimmten proportionalen Verhältnis zu einer Bezugsgröße stehen. Auf Basis dieser Annahme werden Kostenträger stärker mit Kosten belastet, falls eine relevante Bezugsgröße ebenfalls ansteigt. Bekannt ist die Proportionalität von Heizkosten und Quadratmetern in der Vertragsarztpraxis. Allerdings ist darauf zu achten, dass das Proportionalitätsprinzip nur bei linearen Kostenverläufen eine sinnvolle Anwendung findet (▶ Abb. 3.6).

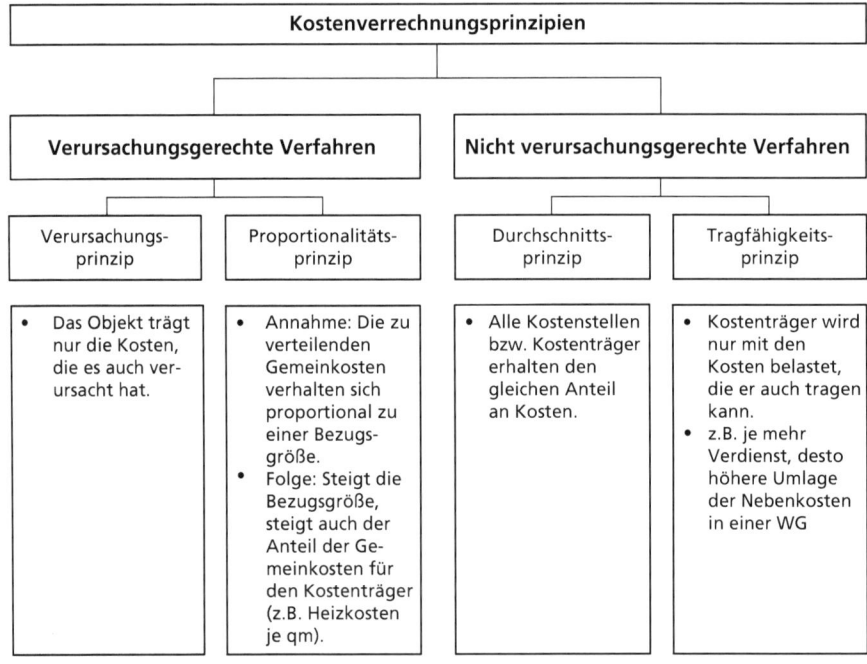

Abb. 3.6: Kostenverrechnungsprinzipien (Kolb 2018, S. 119)

Eine Variation des Verursachungsprinzips stellt das Kausalitätsprinzip dar. Es ordnet dem Kostenträger genau die Kosten zu, die wirklich durch die jeweilige Leistungseinheit entstanden sind. Aufgrund der komplexen Erfassung der Kosten besitzt es jedoch nur eine geringe praktische Relevanz.

Bei allen Überlegungen des Ambulanzcontrollings ist das Spannungsfeld zwischen Erkenntnisgewinn der Kostenverrechnung und Wirtschaftlichkeit des Erfassungsprozesses zu beachten. Wird versucht, die Kosten möglichst exakt zuzuordnen, entsteht unter Umständen ein sehr hoher Erfassungs- und Verteilungsaufwand. Aus diesem Grund haben sich zwei Verfahren hervorgetan, die ihren Fokus eher auf die wirtschaftliche Erfassung und vertretbar weniger auf die verursachungsgerechte Erfassung der Kosten legen.

Das Durchschnittsprinzip missachtet grundsätzlich die verursachungsgerechte oder gar tragfähige Belastung der Kostenträger. Die zu verteilenden Kosten werden zu gleichen Anteilen auf die Kostenträger verteilt. Diese Durchschnittsbildung ist sehr einfach umzusetzen, sie birgt jedoch ein hohes Potenzial zur Verfälschung der Kosten.

Beim Tragfähigkeitsprinzip wird das Augenmerk darauf gelenkt, wie viele Kosten ein Kostenträger tragen kann. In der Literatur wird dieses Prinzip vereinzelt als ungerecht eingestuft, da Kostenträger, die ein höheres Belastungspotenzial besitzen (z. B. mehr Umsatz generieren), auch einen höheren Anteil der Kosten tragen müssen.

Anhand des nachfolgenden Beispiels soll der Zusammenhang der Kostenverrechnungsprinzipien verdeutlicht werden:

In einer fachärztlichen Praxisgemeinschaft praktizieren 3 Fachrichtungen (A, B, C). Die Praxisgemeinschaft als Kostengemeinschaft hat eine gewerbliche Fläche in einem Ärztehaus mit einer Gesamt-Mietfläche von 120 m² angemietet. Neben den reinen Mietkosten entstehen u. a. jährlich 3.600.- € Heizkosten.

Je nach verwendetem Verteilungsprinzip werden die Fachärzte in unterschiedlicher Weise belastet.

Verrechnungsbeispiel:
Summe Heizkosten   3.600 €
Gesamte Mietfläche   120 qm

Verursachungsprinzip	A	B	C	Summe
Schlüssel: Ist Heizkosten (z. B. Messvorrichtung am Heizkörper)	1.500 €	900 €	1.200 €	3.600 €

Proportionalitätsprinzip	A	B	C	Summe
Mietfläche	45 qm	40 qm	35 qm	120 qm
Schlüssel: Quadratmeter	1.350 €	1.200 €	1.050 €	3.600 €

Durchschnittsprinzip	A	B	C	Summe
Schlüssel: Gleiche Anteile	1.200 €	1.200 €	1.200 €	3.600 €

Tragfähigkeitsprinzip	A	B	C	Summe
Verfügbares Budget für Heizkosten	3.600 €	1.500 €	1.00 €	
Schlüssel: Leistungsfähigkeit	2.100 €	1.000 €	500 €	3.600 €

Differenzierung der Kostenverrechnung:

- Bei Anwendung des Verursachungsprinzips dienen die tatsächlichen Heizkosten (also die Inanspruchnahme jedes Beteiligten) zur Verteilung des Gesamtbetrags. Hierzu wäre ein Erfassungsinstrument vonnöten, wie es traditionell auch in größeren Wohneinheiten Anwendung findet. Mit Hilfe von kleinen Röhrchen an den Heizkörpern wird hierbei die Verdunstung einer farbigen Flüssigkeit ermittelt, die durch das Betreiben des jeweiligen Heizkörpers verursacht wird.
- Bei Anwendung des Proportionalitätsprinzips dient die genutzte Mietfläche der Kostenverteilung. Je nachdem, ob ein Facharzt mehr oder weniger Fläche nutzt, werden ihm hierüber auch mehr oder weniger Heizkosten zugeschlüsselt. Es wird also unterstellt, dass ein Zusammenhang zwischen der Mietfläche und dem Heizverhalten besteht.
- Die Anwendung des Durchschnittsprinzips ignoriert sämtliche Präferenzen und auch den Istverbrauch der drei Parteien. Alleiniger Verteilungsschlüssel ist der gebildete Durchschnitt. Die Heizkosten werden gleichmäßig auf die drei Parteien verteilt. Dieser einfach umzusetzende Schlüssel birgt jedoch die Gefahr, am weitesten von der Realität der Verursachung entfernt zu sein.
- Bei Anwendung des Tragfähigkeitsprinzips wird berücksichtigt, welche Leistungsfähigkeit jeder einzelne Facharzt (also sein Budgetansatz) in Bezug auf die Heizkosten besitzt. Im Beispielfall wird dem »wohlhabenden« Facharzt A (ihm stehen 3.600 € zur Verfügung) der größte Anteil zugeschlüsselt.

3.2.4 Verlauf der Kosten-, Erlös- und Gewinnfunktion im Ambulanzbetrieb

Definition und Verlauf der Kostenfunktion

Im einfachsten Fall bildet die Kostenfunktion eine lineare Funktion, die die Gesamtkosten (K) als Produkt aus Stückkosten (k) und produzierter Menge (x) darstellt. Ihre Syntax lautet:

$$K(x) = k * x$$

3.2 Differenzierung der Kostenbegriffe

Allerdings muss – wie bereits erläutert – bei der Zusammensetzung der Kosten zwischen fixen und variablen Kosten differenziert werden.

Der Verlauf der Kostenfunktion stellt den Zusammenhang zwischen der Beschäftigung, also der Menge (x-Wert), und den hieraus entstehenden Kosten (Funktionswert f(x)) dar.

Prinzipiell kann eine solche Kostenfunktion jeden mathematisch denkbaren Verlauf darstellen. Für eine vereinfachte Betrachtung seinen jedoch zunächst drei Fälle zu unterscheiden:

1. Die Kosten steigen im gleichen Verhältnis wie die Beschäftigung. Diesen Verlauf der Kostenfunktion nennt man proportional (► Abb. 3.7).
   Ein solcher Sachverhalt liegt beispielsweise vor, wenn man davon ausgeht, dass je Patient ein gleicher Aufwand für die Formalitäten bei der Patientenaufnahme entsteht.
2. Die Kosten steigen stärker als die Beschäftigung. Diesen Kostenverlauf nennt man überproportional (► Abb. 3.8).
   Ein solcher Sachverhalt kann entstehen, wenn bei der Erstellung einer Leistung im Praxislabor für jede weitere Einheit ein immer höherer Aufwand entsteht, weil u. U. die zu Grunde liegenden Reagenzien verknappt und damit teuer sind.
3. Die Kosten steigen geringer als die Beschäftigung. Diesen Kostenverlauf bezeichnet als degressiv oder unterproportional (► Abb. 3.9).
   Ein solcher Sachverhalt kann z. B. in Bezug auf die Heizkosten in der Praxis entstehen. Je mehr Patienten die Praxis aufsuchen, desto weniger Heizkosten entstehen, da die Heizleistung dann gemindert werden kann.

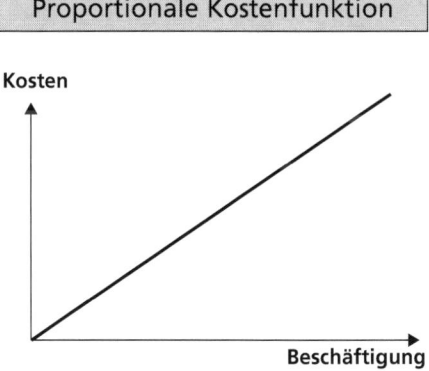

Abb. 3.7: Proportional verlaufende Kostenfunktion

Der ebenfalls denkbare 4. Fall nimmt eine Sonderrolle ein und beschreibt einen sogenannten regressiven Kostenverlauf, bei dem sich die Kosten entgegen der Beschäftigung entwickeln. Ein derartiger Kostenverlauf erscheint auf den ersten Blick nicht logisch. Allerdings haben wir eine solche Konstellation bereits kennengelernt in Form der Fixkostendegressionskurve (► Abb. 3.10).

3 Grundlagen der Kostenrechnung im Ambulanzbetrieb

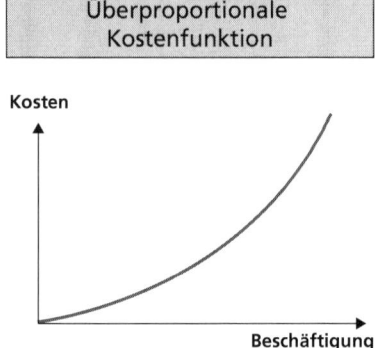

Abb. 3.8: Überproportional verlaufende Kostenfunktion

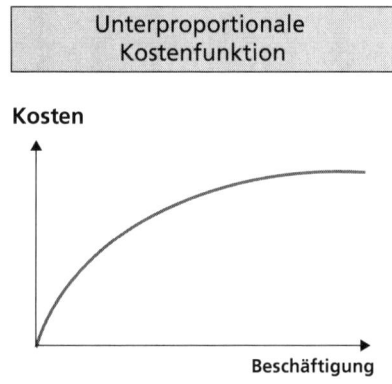

Abb. 3.9: Unterproportional verlaufende Kostenfunktion

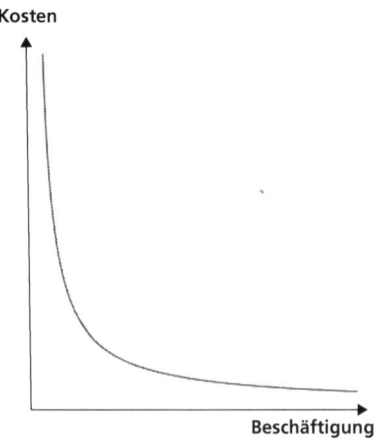

Abb. 3.10: Regressiv verlaufende Kostenfunktion

Definition und Verlauf der Erlösfunktion

Analog zur einer Kostenfunktion und ihren möglichen Verläufen kann auch die Erlösfunktion nach diesen mathematischen Gesetzmäßigkeiten abgebildet werden. Im einfachsten Fall handelt es sich auch hier um eine lineare Erlösfunktion, die den Gesamterlös (E) als Produkt aus Einzel- oder Stückerlös (e) und produzierter Menge (x) darstellt.

Die Syntax der Erlösfunktion lautet:

$E(x) = e * x$

Für die Darstellung der Erlösfunktion gelten die Ausführungen der Kostenfunktion analog und auch hierbei können Grenz- oder Durchschnittserlöse betrachtet werden.

Definition und Verlauf der Gewinnfunktion

Führt man die Erlös- und die Kostenfunktion zusammen, erhält man die Gewinnfunktion. Es liegt auf der Hand, dass es das Ziel eines jeden Ambulanzbetriebs sein sollte, einen – wenn auch moderaten – Überschuss der Erlöse über die Kosten zu erzielen. In einem solchen Fall entsteht Gewinn. Lägen die Kosten über den Erlösen, spräche man von Verlust.

Die Syntax der Gewinnfunktion lautet somit:

Gewinn = Erlöse − Kosten

$G(x) = E(x) - K(x) = e * x - (K_f + k_v * x)$

3.2.5 Nutz- und Leerkosten

Die Betrachtung der Nutz- und Leerkosten geht von der Annahme aus, dass die tatsächliche Produktionskapazität von dem Produktionsfaktor bestimmt wird, der das geringste Leistungsvermögen besitzt. Diesen Produktionsfaktor nennt man den Engpassfaktor.

Aus dem hieraus folgenden Dilemma einer nicht möglichen Produktion unter maximaler Nutzung aller Produktionsfaktoren entstehen somit Überkapazitäten bei den übrigen Produktionsfaktoren.

Andererseits ist es das Ziel eines jeden Ambulanzbetriebs, die Fixkosten »optimal auszunutzen«. Dies begründet sich im bereits diskutierten Fixkostendegressionseffekt und bedeutet in diesem Fall: Die Fixkosten werden nicht vollständig gedeckt (also genutzt). Diese ungenutzten Kosten nennt man Leerkosten.

Die Fixkosten setzen sich also aus den tatsächlich genutzten Fixkosten (Nutzkosten) und den nicht genutzten Fixkosten (Leerkosten) zusammen.

3 Grundlagen der Kostenrechnung im Ambulanzbetrieb

Anhand eines Beispiels soll dieser Zusammenhang erläutert werden:

In einem ambulanten OP-Zentrum werden 3.000 OP-Stunden im Jahr geplant. Tatsächlich werden jedoch nur 2.500 OP-Stunden erbracht. Die fixen Kosten für den OP-Bereich belaufen sich auf 300.000.- €.

Ermittlung der Nutzkosten

$$K^n = \frac{2.500 \text{ Std}}{3.000 \text{ Std}} * 300.000 \text{ €} = 250.000 \text{ €}$$

Ermittlung der Leerkosten

$$K^l = \frac{500 \text{ Std}}{3.000 \text{ Std}} * 300.000 \text{ €} = 50.000 \text{ €}$$

250.000 € + 50.000 € = 300.000 €

Die Nutzkosten in Höhe von 250.000 € drücken aus, welcher Anteil der fixen Kosten für die Erstellung von 2.500 OP-Stunden genutzt wird.

Die Leerkosten in Höhe von 50.000 € hingegen geben an, welcher Anteil der fixen Kosten für die »Nicht-Erstellung« der 500 OP-Stunden nicht verbraucht wird, also »leer« bleibt (▶ Abb. 3.11).

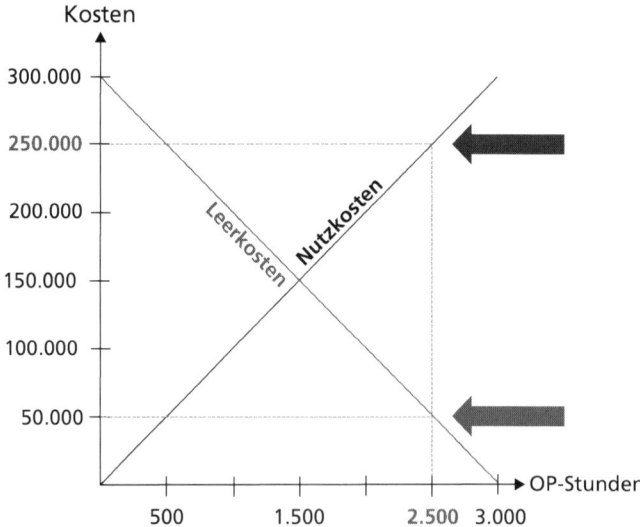

Abb. 3.11: Zusammenhang der Nutz- und Leerkosten

3.2.6 Selbstkosten und Plankosten

Selbstkosten und Plankosten beschreiben grundlegende Inhalte der Kosten- und Leistungsrechnung.

Selbstkosten bilden beispielsweise ein Mittel für Preisentscheidungen und dienen der Kostenkalkulation.

Hierfür werden die Kosten des Materials und des personellen Aufwands eventuell ergänzt um Entwicklungs-, Verwaltungs- und Vertriebskosten. Im einfachsten Fall werden hierbei die bereits entstandenen Kosten (sog. Istkosten) zu Grunde gelegt.

    Materialkosten
\+ Fertigungskosten
_____
= Herstellkosten
\+ Entwicklungskosten
\+ Verwaltungskosten
\+ Vertriebskosten
_____
= Selbstkosten

Plankosten hingegen sollen das Management des Ambulanzbetriebs in die Lage versetzen, sachgerechte und zukunftsorientierte Entscheidungen zu fällen. Würde man für diese Zwecke mit den vorgenannten Istkosten arbeiten, wären Entscheidungen erst möglich, wenn die Daten (der Vergangenheit) vorlägen. Der Ambulanzbetrieb trifft also mit Hilfe von Plankosten Annahmen zur künftigen Entstehung der Kosten.

In der ambulanten Abrechnung erhält einer der Begriffe jedoch eine geringfügig andere Bedeutung:

Während die Selbstkosten wie beschrieben die entstandenen, also vom Arzt verursachten, Kosten umfassen, basieren die Plankosten nicht auf einer individuellen Kalkulation des Arztes, sondern vielmehr durch Übernahme standardisierter Kostensätze und Kostenpauschalen aus dem jeweiligen Abrechnungstarif.

Anhand eines Beispiels soll dieser Unterschied verdeutlicht werden:

Ein weiterbehandelnder Facharzt versendet einen Brief an den Hausarzt des Patienten.

- Für den Fall, dass es sich um einen gesetzlich versicherten Patienten handelt, dessen Leistungen auf Basis des EBM abgerechnet werden, setzt der Arzt die Gebührenordnungsziffer 40110 in Höhe von 0,86 € an. Dies tut er selbst dann, wenn er in der Realität lediglich einen Betrag in Höhe von 0,85 € (2023) für das Porto zahlt. Der EBM kennt grundsätzlich keine Selbstkosten. Daher werden administrativ vorgegebene Kosten (Plankosten) in Form einer Abrechnungsziffer in Ansatz gebracht.

- Handelt es sich bei dem Patienten um einen Selbstzahler, dessen Leistungen auf Basis der GOÄ abgerechnet werden, setzt der Arzt die wirklich entstehenden Kosten in Höhe von 0,85 € nach Maßgabe des § 10 GOÄ auf die Rechnung. Das Porto wird hier in Form von Selbstkosten in Ansatz gebracht. Für den Arzt gilt nach der GOÄ ein strenges Selbstkostenprinzip und er darf nur die genau entstehenden Kosten berechnen.

3.2.7 Allgemeine und Besondere Kosten

Die ambulanten Tarifwerke kennen Begriffe wie »Einzel- und Gemeinkosten« oder »direkte und indirekte Kosten« nicht. Stattdessen werden Allgemeine und Besondere Kosten unterschieden.

Allgemeine (Praxis-)Kosten entstehen unabhängig davon, ob Patienten behandelt werden oder nicht. Sie werden mit den Gebührensätzen der Gebührenordnungen und Tarife abgegolten.

Hierunter fallen einerseits die Kosten, die der Arzt zur Einrichtung und Aufrechterhaltung seiner Arztpraxis und zur Vorbereitung aller in dieser Praxis vorzunehmenden ärztlichen Verrichtungen aufbringen muss.

Darüber hinaus gehören hierzu die Kosten für Räume, Einrichtung, Geräte, Instrumente und Material, die sächlichen Kosten und die Personalkosten für nichtärztliche Hilfskräfte, Sprechstundenhilfen und Schreibkräfte sowie Personalkosten für seine persönliche Vertretung durch andere Ärzte.

Besondere Kosten entstehen im Rahmen der Patientenbehandlung, also des Tätigwerdens eines Arztes.

Hierunter fallen die Kosten für Gebrauchs- und Verbrauchsmaterialien, die im Einzelfall bei der Behandlung eines Patienten anfallen, wie Arzneimittel, Verbandmittel und Materialien, die Kosten für Instrumente, Gegenstände und Stoffe, die der Kranke zur weiteren Verwendung behält oder die mit einer einmaligen Anwendung verbraucht sind.

Sie werden grundsätzlich nicht mit den Gebührensätzen der ärztlichen Gebührenordnungen und Tarife abgegolten.

3.2.8 Sprechstundenbedarf zur Vereinfachung der Kostenerstattung

Grundsätzlich gilt: Die Versorgung der Versicherten in der gesetzlichen Krankenversicherung umfasst auch die Versorgung mit Arzneimitteln, Verbandmitteln und ähnlichem (vgl. § 27 Abs. 1 Nr. 3 SGB V).

Mittel, die individuell nur für einen Patienten bestimmt sind und nur bei einem Patienten eingesetzt werden, sind ihm direkt zuzuordnen, grundsätzlich auf seinen Namen zu verordnen und fallen nicht unter den Sprechstundenbedarf.

Arzneimittel, Verbandmittel, Instrumente und sonstige Materialien (z. B. Hilfsmittel), die ihrer Art nach jedoch bei mehr als einem Berechtigten im Rahmen der vertragsärztlichen Behandlung Verwendung finden und/oder bei Notfällen sowie im

Zusammenhang mit einem ärztlichen Eingriff bei mehr als einem Patienten zur Verfügung stehen, gehören zum sogenannten Sprechstundenbedarf.

Aus rein ökonomischen Gründen schließen die Kassenärztlichen Vereinigungen und die Sozialleistungsträger auf Landesebene Vereinbarungen mit dem Ziel einer vereinfachten Abrechnung der benannten Materialien.

Zur Refinanzierung des Sprechstundenbedarfs legt der einzelne Vertragsarzt mittels Erstellung eines Sammelrezepts ein »Depot« in seiner Praxis an und verwendet bzw. händigt diese Materialien den Versicherten direkt im Rahmen der Behandlung aus. Nach einem Zeitraum von i. d. R. 3 Monaten wird dieses Depot aufgefüllt.

Je nach Inhalt der Landesvereinbarungen kann die Zusammensetzung des Sprechstundenbedarfs variieren.

In der Regel enthält er:

- Arzneimittel
- Verbandmittel
- Materialien (z. B. Watteträger)
- Stoffe (z. B. Desinfektionsmittel)
- Impfstoffe

Zu unterscheiden sind der Sprechstundenbedarf bei gesetzlich Versicherten, ambulanten Krankenhausleistungen, Selbstzahlern (hier gilt § 10 GOÄ) und weiteren Patientengruppen (z. B. Soldaten).

Gerade für die Zwecke des Ambulanzcontrollings ist es zudem wichtig zu wissen, was insbesondere nicht zum Sprechstundenbedarf gehört:

- In den berechnungsfähigen Leistungen (Allgemeine Bestimmungen EBM) enthaltene und dementsprechend mit den Gebühren für vertragsärztliche Leistungen abgegoltene Materialien
- Allgemein zur ärztlichen Einrichtung oder deren Instandhaltung gehörende Materialien (= allgemeine Praxiskosten), einschließlich der Kosten für Sterilisation, Desinfektion, Beleuchtung u. a.
- Materialien, die während der stationären Behandlung (auch durch Belegärzte) verwendet werden
- Materialien, die bei vor- und nachstationärer Behandlung durch Krankenhäuser nach § 115a SGBV verwendet werden
- Materialien, die im Rahmen des Ambulanten Operierens nach § 115b SGB V verwendet werden. (Hierbei erfolgt ein pauschaler Zuschlag auf die Honorarsumme in Höhe von 7 %.)
- Materialien, die im Rahmen des Notarzteinsatzes im Rettungsdienst erforderlich sind
- Materialien, die zu Beginn der vertragsärztlichen Tätigkeit als Grundausstattung der Praxis erforderlich sind

3.2.9 Kostenpauschalen zur Pauschalierung des Aufwands

Wie bereits erläutert, gilt im Rahmen des EBM kein Selbstkostenprinzip, sodass die Kosten grundsätzlich pauschaliert in Ansatz gebracht werden. Hierzu dienen sog. Kostenpauschalen.

Zu unterscheiden sind (▶ Abb. 3.12):

- Allgemeine Kostenpauschalen
- Kostenpauschalen mit Leistungsbezug
- Leistungsbezogene Kostenpauschalen

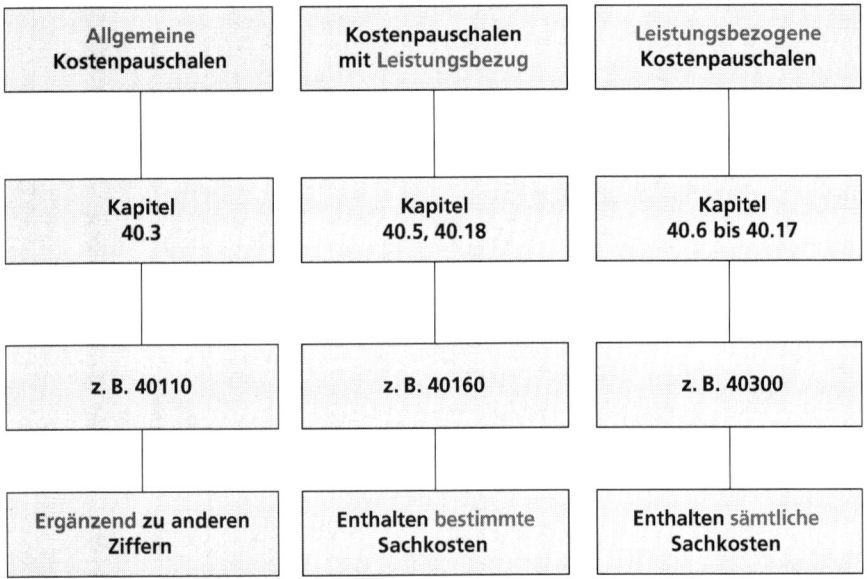

Abb. 3.12: Übersicht Kostenpauschalen

Allgemeine Kostenpauschalen vergüten genau einen Sachverhalt (z. B. Porto). Sie werden bei Bedarf angesetzt und dienen einer grundsätzlichen Pauschalierung der Kosten (▶ Abb. 3.13).

Kostenpauschalen mit Leistungsbezug beziehen sich auf Leistungen oder Leistungskomplexe und vergüten hierbei nur bestimmte Anteile der Sachkosten. Im Fall einer interventionellen endoskopischen Untersuchung des Gastrointestinaltraktes könnte(n) dies die bei einem Eingriff eingesetzte(n) Einmalsklerosierungsnadel(n) sein (▶ Abb. 3.14).

Leistungsbezogene Kostenpauschalen beinhalten sämtliche Sachkosten (einschl. der Kleinmaterialien) bei den zugehörigen Eingriffen. Im Fall eines Koronareingriffs könnte es sich hierbei um alle Sachkosten einschließlich der Kosten für Kontrastmittel und Sprechstundenbedarf handeln (▶ Abb. 3.15).

3.2 Differenzierung der Kostenbegriffe

40110 Kostenpauschale für die Versendung bzw. den Transport eines Briefes und/oder von schriftlichen Unterlagen

Beschreibung

Kostenpauschale für die Versendung bzw. den Transport eines Briefes und/oder von schriftlichen Unterlagen

Anmerkung

Der Höchstwert für die Gebührenordnungspositionen 40110 und 40111 wird gemäß Abschnitt 40.4 Nr. 3 arztgruppenspezifisch festgelegt.
Kosten für die Versendung, den Transport bzw. die Übermittlung laboratoriumsdiagnostischer, histologischer, zytologischer, zytogenetischer oder molekulargenetischer Untersuchungsergebnisse können für die Fälle nicht berechnet werden, in denen die Kostenpauschale 40100 abgerechnet worden ist.

Abrechnungsausschlüsse

	Leistungen	Kapitel
im Behandlungsfall	01699, 12230	

Berichtspflicht

Nein

Ausschluss der Berechnungsfähigkeit der Pauschale für die fachärztliche Grundversorgung

Nein

Gesamt (Euro)	0,86

Abb. 3.13: EBM 40110 (KBV 2024)

40160 Kostenpauschale für interventionelle endoskopische Untersuchungen

Beschreibung

Kostenpauschale bei **Durchführung einer interventionellen endoskopischen Untersuchung des Gastrointestinaltraktes entsprechend der Gebührenordnungspositionen 01741, 13401, 13421 oder 13422 für die beim Eingriff eingesetzte(n) Einmalsklerosierungsnadel(n)**

Berichtspflicht

Nein

Ausschluss der Berechnungsfähigkeit der Pauschale für die fachärztliche Grundversorgung

Nein

Gesamt (Euro)	15,00

Abb. 3.14: EBM 40160 (KBV 2024)

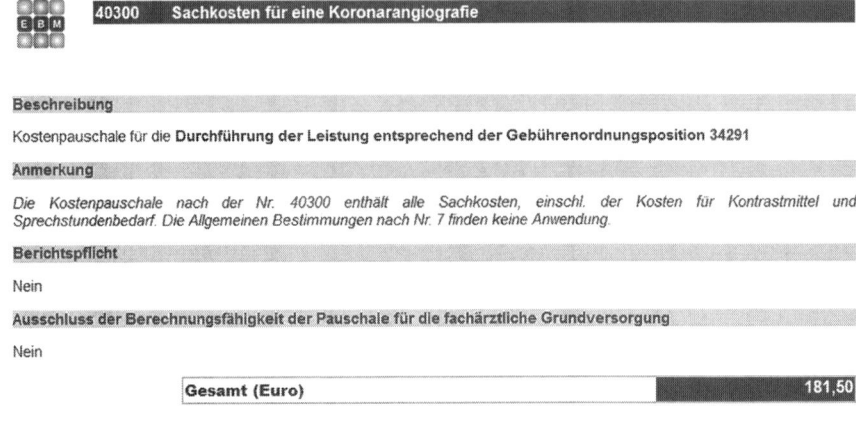

Abb. 3.15: EBM 40300 (KBV 2024)

3.3 Verrechnung der Kosten innerhalb des Ambulanzbetriebs

3.3.1 Kostenstellen als ordnendes Element im Ambulanzbetrieb

Eine Vorbedingung zur Umsetzung einer Verrechnung der Kosten innerhalb des Ambulanzbetriebs ist die Bildung von Kostenstellen. Je nach Art des Leistungserstellungsprozesses können unterschiedliche Kostenstellen gebildet werden, die entweder nach Betriebsteilen (z. B. Abteilungen) oder nach betrieblichen Funktionen (z. B. Praxisleitung) gegliedert sind.

Typische Kostenstellen in einer Vertragsarztpraxis könnten sein:

- Allgemeine Praxiskosten
- Geschäftsführung/Management
- Anmeldung/Empfang
- Wartebereich
- Untersuchung
- Leistungsstellen (z. B. CT, Röntgen, Ultraschall, Labor)
- Qualitätsmanagement
- Praxis-EDV

Gemeinsam ist allen Kostenstellen, dass sie im Rahmen der Kostenstellenrechnung als selbständige Einheit abgerechnet werden. Eine Kostenstelle wird daher auch als Entstehungs- oder Zurechnungsort der Kosten bezeichnet (▶ Abb. 3.16).

Für die Bildung von Kostenstellen bestehen – neben der eigentlichen Wirtschaftlichkeit der Kostenstellenrechnung – zwei Anforderungen:

1. Die Organisation des Ambulanzbetriebs muss eine selbständige Verantwortung für die jeweilige Kostenstelle ermöglichen. Es ist sinnlos, eine Kostenstelle zu bilden, wenn für die entstehenden Kosten auf dieser Kostenstelle keine Verantwortlichkeiten gebildet werden bzw. gebildet werden können.
2. Für den späteren Verteilungsprozess muss eine möglichst exakte Abbildung der Kosten über eine Bezugsgröße erfolgen. Dies kann beispielsweise die Inanspruchnahme einer Raumfläche oder die Inanspruchnahme von Energieressourcen sein. Innerhalb der Kostenstellen können diese nach unterschiedlichsten weiteren Kriterien gegliedert werden. Hier existiert u. a. die Gliederung nach der Orientierung am Produktionsprozess oder die Gliederung nach der Abrechnung der Leistungen.

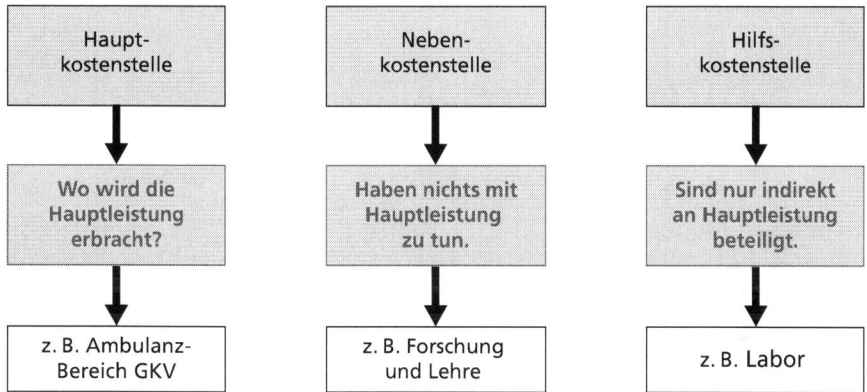

Abb. 3.16: Gliederung der Kostenstellen (in Anlehnung an Kolb 2018, S. 144)

3.3.2 Betriebsabrechnungsbogen als ordnendes Instrument

Primäre und sekundäre Gemeinkosten

Ein Hilfsmittel zur Abbildung der Kostenstellenrechnung ist der Betriebsabrechnungsbogen.
Der Betriebsabrechnungsbogen hat die Aufgabe, die Verteilung der Kostenstellenkosten transparent darzustellen.

Hierbei kann zusätzlich nach primären und sekundären Gemeinkosten unterschieden werden (▶ Abb. 3.17):

- Primäre Gemeinkosten sind dadurch gekennzeichnet, dass sie aus einem Marktbezug der Leistung entstehen. Hierzu zählen u. a. extern bezogene Energieleis-

tungen. Diese primären Gemeinkosten werden i. d. R. anhand eines Schlüssels verteilt.
- Sekundäre Gemeinkosten hingegen sind dadurch gekennzeichnet, dass sie durch eine eigene Leistung entstehen. Hierunter fällt bspw. die Leistung des technischen Mitarbeiters in einem MVZ, der die Wartung medizinischer Geräte durchführt und so eine Leistung zugunsten einer anderen MVZ-internen Abteilung erstellt. Diese sekundären Gemeinkosten werden nicht über Schlüssel, sondern über die eigentliche innerbetriebliche Leistungsverrechnung verrechnet.

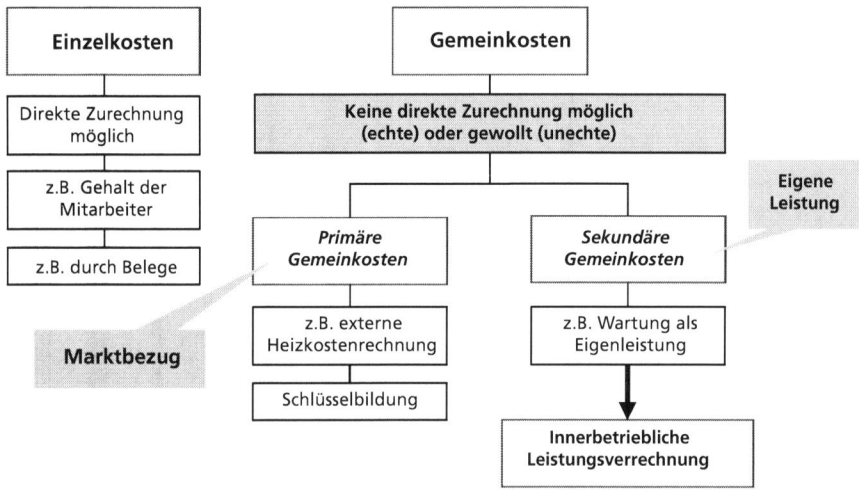

Abb. 3.17: Primäre und sekundäre Gemeinkosten (Kolb 2018, S. 146)

Für die Bildung der Verteilungsschlüssel bei der Verrechnung der (primären) Gemeinkosten stehen zahlreiche Möglichkeiten zur Verfügung. Allerdings sollte sich die Bildung eines Verteilungsschlüssels möglichst nah an der Kostenentstehung der jeweiligen Kostenstelle orientieren. Zudem besteht die Unsicherheit, dass Schlüsselbildungen Ungenauigkeiten nach sich ziehen.

Frei nach dem Motto »Suchen Sie nicht nach dem verlorenen Schlüssel – er ist ohnehin immer falsch!« sollte ein sinnvoller, aber nicht ausufernder Aufwand für die Bildung von Verteilungsschlüsseln betrieben werden.

Anhand eines einfachen Beispiels für die Verteilung der Personalkosten eines Arztes, der als Aushilfe in einem OP-Zentrum tätig ist, soll die Schlüsselbildung erläutert werden:

Personalkosten Arzt betragen 60.000.- € p.a.
Modus: **zeitliche Inanspruchnahme**

Zeitliche Anteile:

- Fachrichtung 1 = 5 Monate
- Fachrichtung 2 = 3 Monate
- Fachrichtung 3 = 4 Monate

$$\text{Anteil (Fachrichtung 1)} = 60.000.\text{-€} * \frac{5 \text{ Monate}}{12 \text{ Monate}} = 25.000.\text{- €}$$

(Beispiel zur Personalkostenschlüsselung in Anlehnung an Kolb 2018, S. 146)

Auf Grund der unterstellten Proportionalität zwischen zeitlicher Inanspruchnahme und entstehenden Kosten dient in diesem Fall die zeitliche Inanspruchnahme des Arztes als Zuordnungskriterium für seine Personalkosten.

Schematischer Aufbau des Betriebsabrechnungsbogens

Der Aufbau des Betriebsabrechnungsbogens differiert je nach verwendetem System. Allen Systemen gemeinsam ist deren schematische Gliederung mit dem in Abbildung 3.18 dargestellten Ablauf (▶ Abb. 3.18).

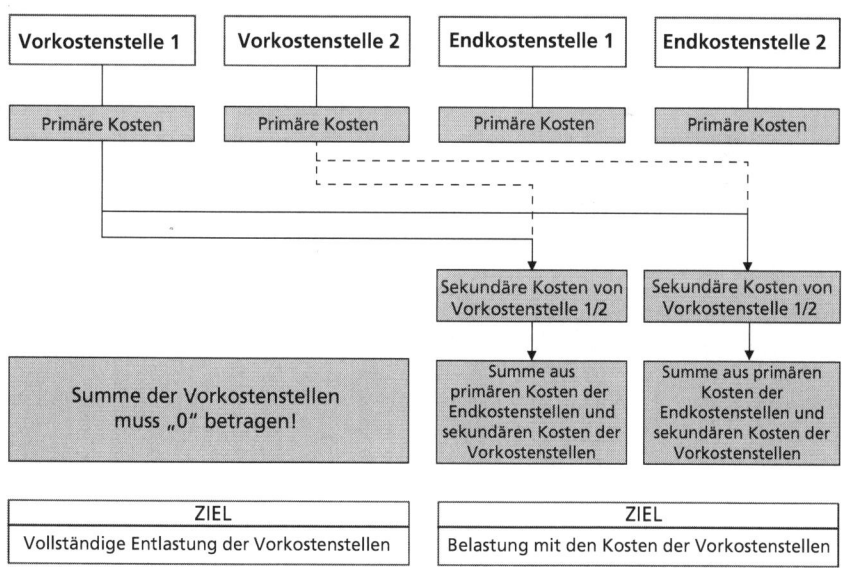

Abb. 3.18: Schematischer Aufbau des Betriebsabrechnungsbogens (Kolb 2018, S. 147)

Die Aufgabe eines Betriebsabrechnungsbogens besteht darin, die Vorkostenstellen vollständig von ihren Kosten zu entlasten und diese Kosten nach einem zu wählenden Verteilungsmechanismus auf die Endkostenstellen zu verteilen. Die Endkostenstellen ihrerseits haben hiernach nicht nur ihre eigenen primären Kosten, sondern auch die zugeordneten sekundären (Gemein-)Kosten der Vorkostenstellen zu tragen. Auf diese Weise werden weder Kosten bei der Erstellung des Betriebsabrechnungsbogens hinzugefügt noch Kosten eliminiert – sie werden lediglich verteilt.

Unabhängig von der Anzahl der Vor- und Endkostenstellen und vom verwendeten Verfahren muss daher in allen Fällen der folgende Grundsatz beachtet werden:

Die Summe der Kosten zu Beginn und am Ende des Betriebsabrechnungsbogens muss immer gleich hoch sein!

Innerbetriebliche Leistungsverrechnung

Die Aufgabe der Innerbetrieblichen Leistungsverrechnung besteht darin, die Gemeinkosten (besser: die sekundären Gemeinkosten) zu verrechnen. Hierfür existieren unterschiedliche Verfahren, die sich in Kostenstellenumlageverfahren, Kostenstellenausgleichsverfahren und weitere Verfahren untergliedern lassen.

Während bei den Kostenstellenumlageverfahren die vorgelagerten Kostenstellen entlastet und hierdurch die nachgelagerten Hauptkostenstellen belastet werden, erfolgt bei den Kostenstellenausgleichsverfahren ein Ausgleich zwischen sämtlichen Kostenstellen mit Hilfe eines mathematischen Ansatzes.

Verfahren zur Innerbetrieblichen Leistungsverrechnung

Für die sachgerechte Zuordnung von Leistungen in größeren Ambulanzbetrieben können unterschiedliche Verfahren der innerbetrieblichen Leistungsverrechnung genutzt werden. Bekannt sind das Block- oder Anbauverfahren, das Treppen- oder Stufenleiterverfahren und das Gleichungsverfahren. Um den Rahmen dieser Einführung in das Ambulanzcontrolling nicht zu sprengen, werden aus Demonstrationszwecken lediglich das Blockverfahren und das Treppenverfahren erläutert. Auf eine Darstellung des Gleichungsverfahrens wird verzichtet. Interessierte seien auf die einschlägige Literatur zu Kostenrechnung und Controlling verwiesen.

Blockverfahren

Das Blockverfahren stellt die einfachste Form eines Kostenstellenumlageverfahrens dar. Es berücksichtigt lediglich Leistungsbeziehungen zwischen Vor- und Endkostenstellen und vernachlässigt vollständig die Leistungsbeziehungen zwischen den Vorkostenstellen. Es macht daher nur Sinn, wenn keine Leistungsbeziehungen zwischen den Vorkostenstellen bestehen. Schematisch folgt es der vorgenannten Abbildung zum Betriebsabrechnungsbogen.

> **Anhand eines Beispiels soll dieses Verfahren erläutert werden:**
>
> In einem Medizinischen Versorgungszentrum werden Patienten in den Abteilungen Gynäkologie und Allgemeine Chirurgie behandelt. Im Rahmen der Patientenbehandlung sind labormedizinische und radiologische Leistungen für die Patienten zu erbringen.

Die primären Kosten der Vor- und Endkostenstellen betragen:

- Labor   2.000 €   (Vorkostenstelle 1)
- Radiologie   6.000 €   (Vorkostenstelle 2)
- Gynäkologie   12.000 €   (Endkostenstelle 1)
- Allgemeine Chirurgie 20.000 €   (Endkostenstelle 2)

Die Leistungsbeziehungen stellen sich wie folgt dar:
Vorkostenstelle 1 erbringt für

- die Gynäkologie (Endkostenstelle 1)   40 Leistungen
- die Allgemeine Chirurgie (Endkostenstelle 2)   60 Leistungen

Vorkostenstelle 2 erbringt für

- die Gynäkologie (Endkostenstelle 1)   120 Leistungen
- die Allgemeine Chirurgie (Endkostenstelle 2)   80 Leistungen

Aus den o. g. Angaben ist zunächst der Verrechnungssatz je Vorkostenstelle zu ermitteln:

$$\text{Verrechnungssatz} = \frac{\text{Primäre Kosten der Kostenstelle}}{\text{Summe der Leistungen an die Kostenstelle}}$$

Somit beträgt der Verrechnungssatz für das Labor (Vorkostenstelle 1):

$$\text{Verrechnungssatz} = \frac{2.000\,€}{100\,\text{Leistungen}} = 20\,€ \text{ je Leistung}$$

Der Verrechnungssatz für die Radiologie (Vorkostenstelle 2) beträgt entsprechend 30 €:

$$\text{Verrechnungssatz} = \frac{6.000\,€}{200\,\text{Leistungen}} = 30\,€ \text{ je Leistung}$$

Auf Basis der ermittelten Verrechnungssätze werden die Endkostenstellen verursachungsgerecht (nach Beanspruchung) mit den Kosten der Vorleistungen belastet. So erhält beispielsweise die Gynäkologie eine Belastung von 40 Leistungen zu je 20 € aus der Vorkostenstelle 1 (Labor) in Höhe von 800 € (▶ Tab. 3.1).

Wie bereits erwähnt, bleibt die Summe der Kosten vor und nach der Verrechnung konstant bei 40.000 €. Nach der Verrechnung sind die beiden Vorkostenstellen vollständig entlastet, die beiden Endkostenstellen entsprechend belastet:

Gynäkologie: 16.400 €
Allgemeine Chirurgie: 23.600 €

3 Grundlagen der Kostenrechnung im Ambulanzbetrieb

Tab. 3.1: Darstellung der Verrechnungssätze mit Vor- und Endkostenstellen in der Gynäkologie

	Vorkostenstellen		Endkostenstellen		
	Labor	Radiologie	Gynäkologie	Allgemeine Chirurgie	Summe Kosten
Primäre Kosten	2.000 €	6.000 €	12.000 €	20.000 €	40.000 €
Umlage Labor	– 2.000 €		800 € 40 * 20 €	1.200 € 60 * 20 €	0 €
Umlage Radiologie		– 6.000 €	3.600.€ 120 * 30 €	2.400.- € 80 * 30 €	0 €
Summe Kosten	0 €	0 €	16.400 €	23.600 €	40.000 €

Treppenverfahren

Das Treppen- oder Stufenleiterverfahren baut auf einem Nachteil des Blockverfahrens auf und ermöglicht die Berücksichtigung von Leistungsbeziehungen zwischen den Vorkostenstellen – dies allerdings nur, sofern eine nachgelagerte Vorkostenstelle Kosten von einer vorgelagerten erhält. Eine rückwärts gerichtete Beziehung dieser Leistungsverflechtung (von der nachgelagerten zur vorgelagerten Vorkostenstelle) ist auch hier nicht möglich (► Abb. 3.19).

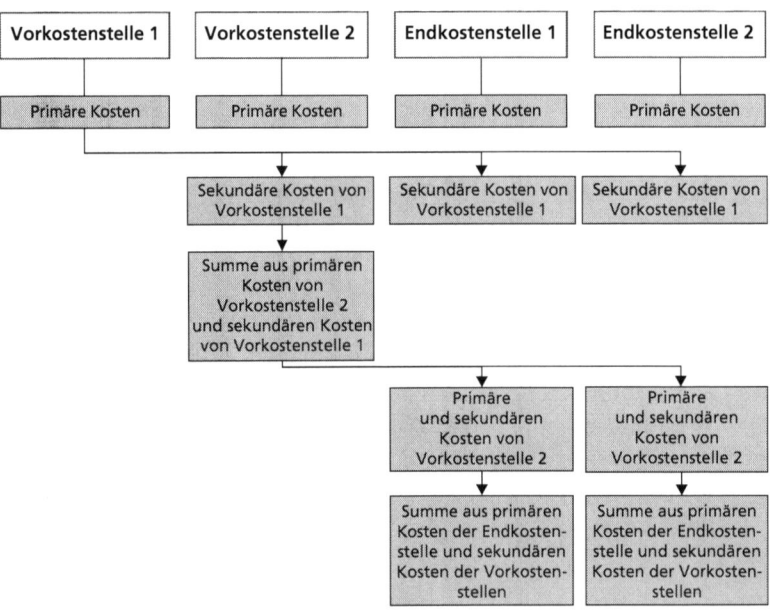

Abb. 3.19: Schematische Darstellung des Treppenverfahrens (Kolb 2018, S. 151)

3.3 Verrechnung der Kosten innerhalb des Ambulanzbetriebs

Anhand des nachfolgenden Beispiels soll auch das Treppenverfahren erläutert werden:

In dem o. g. Medizinischen Versorgungszentrum werden noch immer Patienten in den Abteilungen Gynäkologie und Allgemeine Chirurgie behandelt. Im Rahmen der Patientenbehandlung sind labormedizinische und radiologische Leistungen für die Patienten zu erbringen. Allerdings wurden die Behandlungsprozesse verändert, sodass die Vorkostenstelle Labor nun auch Leistungen für die Vorkostenstelle Radiologie erbringt.

Die primären Kosten der Vor- und Endkostenstellen betragen wie bisher:

- Labor   2.000 €   (Vorkostenstelle 1)
- Radiologie   6.000 €   (Vorkostenstelle 2)
- Gynäkologie   12.000 €   (Endkostenstelle 1)
- Allgemeine Chirurgie 20.000 € (Endkostenstelle 2)

Die Leistungsbeziehungen stellen sich nun jedoch wie folgt dar:
Vorkostenstelle 1 erbringt für

- die Radiologie (Vorkostenstelle 2)   25 Leistungen
- die Gynäkologie (Endkostenstelle 1)   40 Leistungen
- die Allgemeine Chirurgie (Endkostenstelle 2) 60 Leistungen

Vorkostenstelle 2 erbringt für

- die Gynäkologie (Endkostenstelle 1)   120 Leistungen
- die Allgemeine Chirurgie (Endkostenstelle 2) 80 Leistungen

Aus den o. g. Angaben ist zunächst wieder der Verrechnungssatz je Vorkostenstelle zu ermitteln. Dieser folgt nun aber einer anderen Syntax (KSt = Kostenstelle):

$$\text{Verrechnungssatz} = \frac{\text{Primäre Kosten der KSt} + \text{erhaltene Kosten vorgelagerter KSt}}{\text{Leistungen an nachgelagerte KSt}}$$

Somit beträgt der Verrechnungssatz für das Labor (Vorkostenstelle 1):

$$\text{Verrechnungssatz} = \frac{2.000\ €}{125\ \text{Leistungen}} = 16\ €\ \text{je Leistung}$$

Bei der Ermittlung des Verrechnungssatzes für die Radiologie (Vorkostenstelle 2) ist nun auch die Belastung durch Vorkostenstelle 1 zu berücksichtigen.

$$\text{Verrechnungssatz} = \frac{6.000\ € + (25 * 16\ €)}{200\ \text{Leistungen}} = 32\ €\ \text{je Leistung}$$

Durch die Weitergabe der Kosten von Vorkostenstelle Labor an Vorkostenstelle Radiologie steigt die Belastung von Vorkostenstelle Radiologie um 400 €, die diese ihrerseits an die Endkostenstellen Innere Medizin und Allgemeine Chirurgie weitergibt (▶ Tab. 3.2).

Tab. 3.2: Darstellung der Verrechnungssätze mit Vor- und Endkostenstellen in der Radiologie

	Vorkostenstellen		Endkostenstellen		
	Labor	Radiologie	Gynäkologie	Allgemeine Chirurgie	Summe
Primäre Kosten	2.000.€	6.000 €	12.000 €	20.000 €	40.000 €
Umlage Labor	– 2.000 €	400 € *25 * 16 €*	640 € *40 * 16 €*	960 € *60 * 16 €*	0 €
Umlage Radiologie		– 6.400 €	3.840 € *120 * 32 €*	2.560 € *80 * 32 €*	0 €
Kosten	0 €	0 €	16.480 €	23.520 €	40.000 €

Auch bei dieser Verrechnung bleibt die Summe der verrechneten Kosten bei 40.000 €.

Die Endkostenstelle Innere Medizin trägt nun insgesamt 16.480 €, die Endkostenstelle Allgemeine Chirurgie 23.520 €.

4 Leistungserfassung im Ambulanzbetrieb

> **In diesem Kapitel erfahren Sie...**
>
> - warum man Leistungen erfassen sollte.
> - welche Anforderungen an eine sachgerechte Leistungserfassung gestellt werden müssen.
> - welche Störfaktoren einer guten Leistungserfassung vorliegen können.
> - wie man die Leistungserfassung im Ambulanzbetrieb organisieren kann.

4.1 Motivation der Leistungserfassung

Zentraler Bestandteil eines jeden Controllingsystems ist die Leistungserfassung. Mit ihrer Hilfe wird dokumentiert, welche Werte im Ambulanzbetrieb erstellt werden.

Analog zur Definition der Kosten stellen Leistungen die bewertete, sachzielbezogene Entstehung von Gütern und Dienstleistungen in einer bestimmten Periode dar.

Im Ambulanzbetrieb ist es darüber hinaus sinnvoll, zwischen einer Primär- und einer Sekundärleistung zu unterscheiden:

- Eine Primärleistung steht in unmittelbarem Zusammenhang zu einem Behandlungsfall. Sie dient direkt dem Sachziel. Hierzu zählt beispielsweise die Untersuchung der Patienten durch das ärztliche Personal.
- Sekundärleistungen besitzen lediglich einen mittelbaren Zusammenhang zu einem Behandlungsfall. Sie dienen nicht dem Sachziel direkt, sondern der Primärleistung. Hierunter lässt sich beispielsweise die Aufbereitung des Untersuchungsguts im Labor oder die Verwaltung der Patientendaten zusammenfassen. Im Gegensatz zu den Primärleistungen sind die Kosten der Sekundärleistungen über geeignete Verrechnungen, Kalkulationen oder Schlüsselbildungen der Primärleistung zuzurechnen.

Am Beispiel einer Vertragsarztpraxis soll dieser Zusammenhang verdeutlicht werden:

- In einer Vertragsarztpraxis werden Dienstleistungen in den Bereichen Diagnostik und Therapie erbracht. Dies dient dem Sachziel der Verbesserung des Gesundheitszustands der Patienten.
- Die Leistungsentstehung wird bewertet, also in der Regel mit Hilfe von Eurobeträgen ausgedrückt.
- Behandelt der Vertragsarzt einen Patienten, so erbringt er im Sinne der Sachzieldefinition eine Primärleistung. Lässt er sich bei der Diagnostik durch ein Labor unterstützen, erbringt diese Leistungsstelle eine Sekundärleistung.

4.2 Ziele der Leistungserfassung

Wie bereits erwähnt, ist der Ambulanzbetrieb durch recht kurze Behandlungszyklen mit einer hohen Patientendichte geprägt. In diesem hochdynamischen System besteht das Ziel der Leistungserfassung zunächst darin, die Leistungen nicht ungeordnet und unstrukturiert zu erfassen, sondern idealerweise strukturiert nach Art und Menge.

Die Leistungserfassung erfolgt stets unter folgenden Nebenbedingungen:

- Der Erfassungsaufwand muss wirtschaftlich vertretbar sein. Es macht wenig Sinn, einen hohen und somit kostenintensiven Aufwand zu betreiben. In manchen Fällen werden die Daten daher auf Grundlage statistischer Methoden vereinfacht erfasst, selbst wenn man sie theoretisch einzeln erfassen könnte.
- Jegliche Erfassungstätigkeit muss innerhalb des Routinebetriebs im Ambulanzbetrieb möglich sein. Wenig Sinn machen Erfassungen mit zeitlichem Verzug.
- Auf Grund des Ambulanzgeschehens muss es gelingen, Massendaten auf möglichst einfache Art zu erfassen.

4.3 Zweck und Gründe

Primär für die Zwecke der Transparenz über das Betriebsgeschehen sollen Leistungen möglichst exakt erfasst und dokumentiert werden.

Dies dient im Einzelnen folgenden Überlegungen:

- Verbesserung der Organisations- und Informationsstrukturen innerhalb der Ambulanz

- Gewinnung von Datenmaterial zur Lenkung und Steuerung des Ambulanzgeschehens
- Überprüfung des Erreichungsgrades im Zielsystem der Ambulanz
- Gewinnung von Datenmaterial für weiterführende Planungsprozesse
- Aufbereitung und Nachkontrolle der KV-Abrechnungen
- Generelle Befriedigung des Informationsbedürfnisses des Praxismanagements
- Nachkalkulation von Leistungen und Leistungsbündeln (z. B. für privatärztliche Leistungen)
- Aufdecken von Veränderungen im eigenen Leistungsangebot
- Kontrolle und Steuerung der Wirtschaftlichkeit im Ambulanzbetrieb
- Absicherung von künftigen Entscheidungen zur Sicherung der Betriebstätigkeit

Daneben existieren externe Gründe der Leistungserfassung:

Hier ist zunächst die Möglichkeit eines Vergleichs innerhalb der Branche (gesamter ambulanter Bereich oder spezielle fachärztliche Bereiche) zu nennen. Zudem können Betriebsvergleiche mit anderen Ambulanzbetrieben innerhalb und außerhalb der eigenen Organisation angestellt werden. Im Rahmen von Periodenvergleichen können Entwicklungen innerhalb einer definierten Zeiteinheit betrachtet werden.

Die Leistungserfassung bietet auch Informationen für externe Partner des Ambulanzbetriebs wie die Kassenärztliche Vereinigung, eventuelle Geldgeber oder Banken und Behörden und statistische Ämter.

Schließlich dient sie der Dokumentation der Wirtschaftlichkeit und Leistungsfähigkeit gegenüber eventuell vorhandenen Aufsichtsgremien (z. B. bei MVZ-Gruppen).

4.4 Anforderungen an eine sachgerechte Leistungserfassung

Zur Umsetzung einer möglichst effizienten Leistungserfassung müssen grundsätzliche Anforderungen erfüllt sein.

- Vollständigkeit der erfassten Leistungen
- Schnelligkeit/Zeitnähe zu den erbrachten Leistungen
- Sichere Erfassung der Leistungen
- Aktualität der erfassten Leistungen. Dies bedeutet auch, dass unterschiedliche Datenarten die gleiche Aktualität aufweisen müssen.

Neben den eher theoretischen Überlegungen, die gleichwohl auch sehr praktische Auswirkungen auf die Leistungserfassung haben, bestehen organisatorische Anforderungen.

Auf Grund der Anforderung an die Wirtschaftlichkeit der Leistungserfassung muss diese mit einem möglichst geringen Erfassungsaufwand verbunden sein.

Hierbei sollte – falls möglich – auf bereits bestehende Daten zugegriffen werden können.

Eine große Fehlerquelle ist die räumlich und zeitlich getrennte Erfassung der Leistungen. Sie sollte daher idealerweise unmittelbar am Ort der Leistungserbringung erfolgen.

Zur Vereinfachung der eigentlichen Erfassungstätigkeit und der späteren Sortierung und Auswertung der Leistungen sollten möglichst geeignete Schlüssel gewählt werden (z. B. die Patienten-ID).

Um der Leistungserfassung im Routinebetrieb gerecht zu werden, sollte ein möglichst hoher Automatisierungsgrad und eine möglichst effiziente Ablauforganisation vorliegen.

Da die Leistungen in der Regel durch nachgeordnete Mitarbeiter der Ambulanz erfasst werden, die nicht direkt am wirtschaftlichen Erfolg des Ambulanzbetriebs beteiligt sind, sollte auf deren Motivation Wert gelegt werden.

Auch wenn es in der heutigen Zeit eigentlich eine Selbstverständlichkeit darstellen sollte, sei auf geeignete Schnittstellen zum Informationsaustausch mit anderen Systemen hingewiesen. Insbesondere im Gesundheitswesen besteht hierbei Verbesserungsbedarf.

4.5 Mögliche Organisationsformen der Leistungserfassung

Im letzten Schritt der Leistungserfassung stellt sich die Frage nach der Organisationsform und möglichen Umsetzungsstrategien (▶ Abb. 4.1).

Die gute alte Strichliste mag ihren Zweck erfüllen, doch sie ist nicht mehr zeitgemäß. Längst haben digitale Helfer auch in diesem Bereich Einzug gehalten. Dennoch müssen generelle Fragen der Organisationsform im Vorfeld beantwortet werden:

- Sollen die Leistungen gebündelt oder differenziert nach einzelnen Leistungen erfasst werden?
- Soll die Erfassung manuell (z. B. Strichliste, Eintrag in eine Datei), halbautomatisiert (z. B. Aufkleber für späteren Scan-Vorgang) oder vollautomatisiert (z. B. gekoppelt an Geräte) erfolgen?
- Ist der Ort der Leistungserfassung zentral (z. B. am Praxisempfang) oder dezentral (z. B. in den Untersuchungsräumen)?
- Erfolg die Leistungserfassung für einmalige Zwecke (z. B. Statistik) oder periodisch (z. B. Abrechnung)?
- Sollen die Leistungen patientenbezogen oder bereits aggregiert nach Kostenstellen erfasst werden?

4.5 Mögliche Organisationsformen der Leistungserfassung

Hieraus resultieren schließlich die möglichen Umsetzungsstrategien der Leistungserfassung:

- Nicht mehr zeitgemäß, aber in einzelnen Fällen auf Grund der Kosten einer datentechnischen Erfassung sicher noch anzutreffen, ist die händische Erfassung bspw. anhand einer Strichliste.
- Je nach Ausstattung und Größe der Ambulanz kann bei kleineren Einheiten eine Eingabe an einem (zentralen) EDV-Arbeitsplatz sinnvoll sein.
- In der Regel im Laborbereich ist das Einlesen eines Erfassungsbelegs über einen Belegleser mittels eines zuvor aufgebrachten Aufklebers anzutreffen. Diese Aufkleber verschlüsseln anhand eines Strich- oder Barcodes die Patientendaten und weitere Informationen.
- Eine Online-Erfassung der Leistungen (z. B. über ein Smartphone) stellt insbesondere für die ärztliche Diagnostik eine heute zeitgemäße Erfassungsform dar.
- Je nach Ausbaustand der IT-Infrastruktur ist gerade in operativ tätigen Ambulanzeinheiten eine Erfassung mit Hilfe der RFID-Technologie (radio frequency identification) denkbar. Nicht selten statten Materiallieferanten Implantate entweder mit vorbelegten Strich- oder Barcodes oder sogar mit aufgebrachten RFID-Chips aus.

Abb. 4.1: Möglichkeiten der Leistungserfassung

5 Werkzeuge zur Analyse des Ambulanzgeschehens

> **In diesem Kapitel erfahren Sie...**
>
> - welche Werkzeuge für die Analyse des Ambulanzbetriebs genutzt werden können.
> - welchen speziellen Charme einfache Kennzahlen haben können.
> - wie man Soll und Ist vergleichen kann.
> - warum man mit dem ABC den Materialverbrauch analysieren kann.
> - wieso die letzten drei Buchstaben des Alphabets einen Blick in die Zukunft des Ambulanzbetriebs ermöglichen.
> - was der Unterschied zwischen Gewinn und Deckungsbeitrag ist.
> - warum beim Überschreiten einer Schwelle plötzlich Gewinn entstehen kann.
> - dass man auch im Ambulanzbetrieb einen Break-Even-Punkt berechnen kann.
> - Wie man das Leistungsangebot in der Ambulanz visualisiert und analysiert.
> - warum man auch im Ambulanzbetrieb auf die Forderungen und die Realisation achten sollte.
> - dass man Kosten starr oder flexibel planen kann und damit auch noch in die Zukunft schaut.

5.1 Kennzahlen zur Beschreibung der Leistung

5.1.1 Allgemeine betriebswirtschaftliche Kennzahlen

Die Verdichtung betriebswirtschaftlicher Inhalte im Ambulanzbetrieb stellt das Controlling vor eine herausfordernde Aufgabe. Einerseits soll ein möglichst umfassendes Abbild der Ambulanztätigkeit erzeugt werden, das jedoch in Form eines raschen Überblicks erfolgen soll. Für diesen Zweck können Informationen in Form von Kennzahlen präsentiert werden.

Bei jeder Kennzahl sollte stets die Zielsetzung erkennbar sein und eine Vergleichbarkeit hergestellt werden können. Kennzahlen sollten aktuell, verständlich und benutzerfreundlich sein und dem Nutzer einen echten Mehrwert an Informationen bieten. Doch sollte der Ambulanzcontroller nie die wirtschaftliche Erstellung der Kennzahl aus den Augen lassen.

Aus der allgemeinen Betriebswirtschaftslehre kennen wir bereits grundlegende Kennzahlen zur vereinfachten Analyse des Betriebsgeschehens. Für die Anwendung im Ambulanzbetrieb sind folgende Kennzahlen geeignet:

Die **Kapazität** stellt das maximale Leistungsvermögen einer Ressource, also z. B. eines Ultraschallgerätes in einer internistischen Praxis, dar. Zu unterscheiden sind die technische Kapazität und die wirtschaftliche Kapazität. Während die technische Kapazität die maximal mögliche Leistungsmenge anzeigt, verdeutlicht die wirtschaftliche Kapazität die kostengünstige Auslastung. Bereits diese Unterscheidung verdeutlicht, dass es bei der Nutzung eines Gerätes oder einer anderen Ressource nicht immer um eine maximale Nutzung geht, weil dann u. U. begleitende Kosten entstehen (z. B. höhere Wartung), die die Nutzung der Ressource nachteilig belasten könnten.

Eng verbunden mit der Betrachtung der Kapazität ist der Begriff der **Beschäftigung**. Sie gibt die tatsächliche Nutzung der Kapazität an und wird daher auch als Istkapazität bezeichnet. Mögliche Einheiten der Beschäftigung im Ambulanzbetrieb sind Stücke, Stunden, Personen oder auch erbrachte Leistungsziffern.

Zur Ermittlung des Beschäftigungsgrades setzt man die Istbeschäftigung, also die faktische Nutzung der Ressource, ins Verhältnis zur geplanten Beschäftigung.

Beispiel

Zum Ausdrucken von Formularen plant eine Vertragsarztpraxis die Anschaffung eines neuen Formulardruckers. Während der bisherige Drucker ein Tintenstrahldrucker war und die häufig zu wechselnden Tintenpatronen immer ein Ärgernis waren, soll nun ein Laserdrucker beschafft werden. Bei der Anschaffung des Lasergerätes gibt der Hersteller eine Druckkapazität von 4.000 Seiten je Tonerkartusche an. Den monatlichen Wechsel einer Tonerkartusche hält man für vertretbar. Da die Vertragsarztpraxis monatlich ca. 3.000 Druckseiten erstellt, beträgt der Beschäftigungsgrad somit 75 %.

$$\text{Beschäftigungsgrad} = \frac{3.000 \text{ Seiten}}{4.000 \text{ Seiten}} * 100 = 75\,\%$$

Bereits in § 12 Abs. 1 SGB V wird der Begriff der **Wirtschaftlichkeit** genannt. Er gibt den Beteiligten im Gesundheitswesen ein wirtschaftlich orientiertes Verhalten vor.

Die Leistungen müssen ausreichend, zweckmäßig und wirtschaftlich sein; sie dürfen das Maß des Notwendigen nicht überschreiten. Leistungen, die nicht notwendig oder unwirtschaftlich sind, können Versicherte nicht beanspruchen, dürfen die Leistungserbringer nicht bewirken und die Krankenkassen nicht bewilligen.

Dem Rationalprinzip folgend strebt jedes Individuum grundsätzlich nach einem Nutzen, der mit Hilfe eines bestimmten Ressourceneinsatzes erreicht werden soll. Ist der erreichte Nutzen (Output) im Verhältnis zum betriebenen Aufwand (Input) günstig, spricht man von einer hohen Wirtschaftlichkeit; ist er ungünstig, von einer geringen Wirtschaftlichkeit.

Zur Ermittlung der Wirtschaftlichkeit wird der Quotient aus einer Output-Größe und einer Input-Größe gebildet. Ein Quotient unter dem Wert 1 steht für ein unwirtschaftliches Verhältnis, ein Quotient über dem Wert 1 für ein wirtschaftliches. Bei einem Verhältnis von 1 entsprechen sich Input- und Output-Größe, was unter ökonomischen Erwägungen zwar ideal, aber nicht sinnvoll ist, da dann lediglich ein Austausch der beiden Größen erfolgt.

Für die Betrachtung im Ambulanzbetrieb muss darüber hinaus die Ausprägung der Wirtschaftlichkeit unterschieden werden:

- Verfolgt man das Minimal-Prinzip, so versucht man, einen bestimmten Output mit minimalem Input zu erreichen.
- Verfolgt man hingehen das Maximal-Prinzip, soll mit Hilfe eines bestimmten Inputs ein möglichst hoher Output erreicht werden.
- In der Literatur wird häufig vom sogenannten Minimax-Prinzip gesprochen, doch dies zu erreichen, ist nicht möglich! Es würde bedeuten, dass man mit einem minimalen Input einen möglichst hohen Output erreichen möchte. Doch wann ist dann bspw. ein Rennläufer am Ziel, wenn man ihm sagt: »Laufe möglichst weit in möglichst kurzer Zeit«?

In der praktischen Anwendung wird daher stattdessen das Optimierungsprinzip verfolgt, das versucht, ein möglichst günstiges Verhältnis zwischen Output und Input zu erreichen.

Je nach Zielsetzung der Analyse kann man nach einer Wirtschaftlichkeit der Erträge und einer Wirtschaftlichkeit der Kosten unterscheiden.

Die Wirtschaftlichkeit der Erträge setzt die Erträge zu den Aufwendungen ins Verhältnis; die Wirtschaftlichkeit der Kosten ergibt sich stattdessen aus dem Verhältnis der Leistungen zu den Kosten.

Allen Betrachtungen gemeinsam ist: Je größer der Quotient, desto höher ist die Wirtschaftlichkeit.

> **Mit Hilfe eines Beispiels soll dies verdeutlicht werden:**
>
> In einer gynäkologischen Vertragsarztpraxis wird überlegt, welche von zwei möglichen Individuellen Gesundheitsleistungen angeboten werden soll. Leistung 1 erbrächte einen Ertrag von 190 € je Patientin, Leistung 2 von 180 €. Der Aufwand für die Vertragsärztin beträgt immer 100 €.
>
> Unter dem Aspekt der Wirtschaftlichkeit der Erträge würde sich die Vertragsärztin wahrscheinlich für Leistung 1 entscheiden, da diese eine Wirtschaftlichkeit von 1,9 ergibt.
>
> $$\text{Wirtschaftlichkeit} = \frac{\text{Ertrag}}{\text{Aufwand}} = \frac{190\ \text{€}}{100\ \text{€}} = 1,9$$

Für den Ressourceneinsatz innerhalb des Ambulanzbetriebs bietet sich die Betrachtung der **Produktivität** an. Sie stellt den Faktoreinsatz ins Verhältnis zur erbrachten Menge. Allerdings birgt diese Kennzahl einen kleinen Nachteil: Isoliert betrachtet besitzt das Ergebnis der Berechnung wenig Aussagekraft. Wir können es jedoch gut für den Vergleich von Alternativen nutzen.

Für die Produktion einer Infusionslösung in einem Praxislabor stehen zwei Möglichkeiten zur Verfügung, um einen Liter der Lösung zu erstellen. Bei Auswahl von Möglichkeit 1 wird ein Reagenz A in der Kapazität von 2 Litern benötigt, bei Möglichkeit 2 ein Reagenz B mit 2,5 Litern.

Die günstigere Alternative wäre dann die Verwendung von Reagenz A, da die Produktivität günstiger ist als bei Reagenz B:

$$\text{Produktivität(A)} = \frac{\text{erzeugte Menge}}{\text{Faktoreinsatz}} = \frac{1 \text{ Liter}}{2 \text{ Liter}} = 0{,}5$$

$$\text{Produktivität(B)} = \frac{\text{erzeugte Menge}}{\text{Faktoreinsatz}} = \frac{1 \text{ Liter}}{2{,}5 \text{ Liter}} = 0{,}4$$

Als Ergänzung zur Betrachtung der Produktivität untersucht die **Rentabilität,** wie erfolgreich ein Faktoreinsatz ist. Diese Kennzahl wird primär im Bereich der finanzwirtschaftlichen Betrachtung des Ambulanzbetriebs genutzt. Bekannt ist die Eigenkapitalrentabilität, die den Erfolg im Verhältnis zum Eigenkapital des Betriebes betrachtet. Die Angabe der Rentabilität erfolgt in Form eines Prozentwertes.

Doch auch hier gilt: Isoliert betrachtet sagt das Ergebnis der Berechnung wenig aus. Wir können es jedoch gut für den Vergleich von Alternativen nutzen:

Eine Vertragsarztpraxis erwirtschaftet einen Periodenerfolg von 25.000 € und besitzt ein Eigenkapital in Höhe von 500.000.- €. Die Rentabilität des Eigenkapitals beträgt somit 5 %.

$$\text{Eigenkapitalrentabilität} = \frac{\text{Erfolg}}{\text{Eigenkapital}} * 100 = \frac{25.000\ \text{€}}{500.000\ \text{€}} * 100 = 5\ \%$$

5.1.2 Spezielle Kennzahlen der ambulanten Leistungserbringung

Darüber hinaus werden im Ambulanzbetrieb weitere fachbezogene Kennzahlen genutzt.

Fallzahlen

Die Fallzahlen in der Ambulanz stellen die einfachste Form zur Abbildung des Leistungsvolumens dar. Es wurde bereits darauf hingewiesen, dass der Bundesmantelvertrag Ärzte (BMV-Ä) für die vertragsärztliche Versorgung unterschiedliche Falldefinitionen vorsieht. So kann es sein, dass sich hinter einem Fall mehrere Arzt-Patienten-Kontakte (Besuche/Telefonate) oder sogar mehrere Quartale der Versorgung verbergen, was für das Controlling von immenser Bedeutung ist.

Patientenkontakte

Es stellt eine Besonderheit in der ambulanten Versorgung dar, dass Patienten im Rahmen der Behandlung den Arzt mehrfach aufsuchen können. Diese Besuche werden als Arzt-Patienten-Kontakte bezeichnet. Je nach Art des Falles kann dieser aus 1 bis n Arzt-Patienten-Kontakten bestehen. Für das Controlling ist dieser Zusammenhang bei der Erlösbetrachtung relevant, da beispielsweise in der vertragsärztlichen Versorgung ein Arzt lediglich für den Fall, aber nicht immer für jeden Arzt-Patienten-Kontakt eine Vergütung erhält.

Dies soll anhand eines Beispiels veranschaulicht werden

Ein Arzt behandelt an einem definierten Tag drei Patienten, die jeweils nur ein einziges Mal die Praxis aufsuchen.

Das Verhältnis der Arzt-Patienten-Kontakte (APK) zu den Fällen der Praxis ergibt sich somit aus

$$\varnothing APK = \frac{\text{Anzahl der APK}}{\text{Anzahl der Fälle}} = \frac{3}{3} = 1$$

Würden die Patienten den Arzt an weiteren Tagen aufsuchen, stiege nicht die Anzahl der Fälle, aber die Anzahl der Arzt-Patienten-Kontakte (▶ Tab. 5.1).

Tab. 5.1: Darstellung der Entwicklung der Arzt-Patienten-Kontakte

Patientin	APK	APK	APK	APK	∑ APK
1	26.10.	27.10.	28.10.		3
2	26.10.		28.10.		2
3	26.10.		28.10.	29.10.	3

Drei Behandlungsfälle stehen nun acht Arzt-Patienten-Kontakten gegenüber. Im Durchschnitt ergeben sich 2,7 Arzt-Patienten-Kontakte je Fall.

$$\frac{\text{Anzahl der APK}}{\text{Anzahl der Fälle}} = \frac{8}{3} \approx 2{,}7$$

Je höher der Ergebniswert ist, desto häufiger wurde der Arzt im Durchschnitt kontaktiert.

Betrachtet man die Auswirkungen auf die Erlöse des Arztes, so bedeutet dies, dass bspw. ein Hausarzt, der bei Patienten vom 13. bis zum vollendeten 54. Lebensjahr die Versichertenpauschale 03000 (gemäß EBM) in Höhe von 13,10 € pro Fall in Ansatz bringt, einen durchschnittlichen Erlös in Höhe von ca. 4,85 € je Arzt-Patienten-Kontakt erhält.

$$\frac{\text{Erlös je Fall}}{\varnothing \text{APK}} = \frac{13{,}10\ €}{2{,}7} \approx 4{,}85\ €$$

Gebührenziffern

Die Auswertung der Gebührenziffern kann im einfachsten Fall in Form relativer oder absoluter Häufigkeiten erfolgen. Darüber hinaus besteht die Möglichkeit, die entsprechenden Bewertungsrelationen ins Verhältnis zu einem Fall oder einem Arzt-Patienten-Kontakt zu setzen.

Diagnosen- und Prozedurenschlüssel

Bedingt durch die Pflicht des Arztes, seine »Beobachtung« in Form eines oder mehrerer Diagnoseschlüssel bzw. sein »Tun« in Form von Prozedurenschlüsseln abzubilden, können diese Informationen auch für das Ambulanzcontrolling genutzt werden. Neben einer nur gering aussagekräftigen Auswertung einfacher Häufigkeiten erlaubt die weiterführende Betrachtung dieser Daten, eine Analyse der Schwerpunkte einer Ambulanz in Bezug auf die diagnostische oder therapeutische Tätigkeit.

Anzahl ambulanter Operationen und stationsersetzender Eingriffe

Die Auswertung der Anzahl ambulanter Operationen und stationsersetzender Eingriffe bringt für das Ambulanzcontrolling zunächst nur einen geringen Mehrwert. Allerdings können hier Häufigkeiten zu Behandlungsschwerpunkten betrachtet werden und u. U. ein spezielles Operations-Portfolio der Behandlungseinrichtung ermittelt werden.

Kosten, Erlöse, Umsatz, Einnahmenüberschuss und Gewinn

Das klassische (betriebswirtschaftliche) Controlling widmet sich seit jeher der Analyse von Kosten, Erlösen, Umsätzen, Einnahmenüberschüssen und Gewinnen. Während die Kosten den Ressourcenverbrauch abbilden und die Erlöse das resultierende Honorar, liegt im Fokus einer Umsatz-Betrachtung das Gesamtvolumen des Ambulanzbetriebs. Hieraus abgeleitet kann dann der Überschuss der Einnahmen über die Ausgaben (Einnahmenüberschuss) oder sogar der Gewinn (nach Steuern) von Interesse sein.

Stammdaten der Patienten

Die Analyse der Stammdaten der Patienten kann die Frage beantworten, welche Art Patienten die Ambulanz in Anspruch nehmen. Hierbei kann beispielsweise differenziert werden nach der Art der Versicherung (gesetzlich, privat), dem Versicherungsverhältnis (Mitglied, Familienversicherter) oder nach dem Familienstand.

Strukturdaten zu den Zuweisern, den Sozialleistungsträgern oder über das Einzugsgebiet

Die verschiedenen Analysen dieser Strukturdaten geben Auskunft über Art und Umfang der Zuweiser der Ambulanz, der Sozialleistungsträger bzw. der Versicherungen der Patienten oder die Verteilung der Patienten auf ein bestimmtes regionales Einzugsgebiet.

Personalkennzahlen

Wie in jedem anderen Wirtschaftsbetrieb ist es auch in einer Ambulanz möglich, Kennzahlen für das Personal zu entwickeln bzw. die Struktur des Personals zu analysieren. Selbstverständlich machen derartige Analysen nur dann Sinn, wenn die Ambulanz eine gewisse Größe hat und nicht lediglich aus einem Vertragsarzt und einer Medizinischen Fachangestellten besteht.

Prüfzeiten des EBM (Anhang 3)

Eigentlich für Zwecke der Qualitätssicherung eingeführt, gibt Anhang 3 zum EBM auch Auskunft über die kalkulierten Zeiten je einzelner Leistung. Hiermit kann bspw. eine Personalbedarfsrechnung erstellt oder die Leistungszeiten können auf Plausibilität geprüft werden (► Abb. 2.3).

Ursprüngliches Ziel dieses Anhanges ist es, eine Verkürzung des zeitlichen Aufwandes des Arztes zu Lasten der Qualität in der Patientenversorgung zu vermeiden.

Es soll einem Missbrauch des EBM vorgebeugt werden. Sofern der Arzt Gebührenziffern in Ansatz bringt, deren Leistungsinhalt er zeitlich nicht erbracht haben kann, steht mit Anhang 3 ein Instrument zur Erkennung solcher Ausreißer zur Verfügung. Ausgehend von einer kalkulierten monatlichen Leistungszeit je Arzt von 156 Stunden und mit der Zielsetzung einer möglichst sachgerechten Verteilung des Budgets einer Kassenärztlichen Vereinigung, sollen dem Arzt Anhaltspunkte für die Leistungserbringung an die Hand gegeben werden.

Am Beispiel der Gebührenordnungsziffer 01780 soll diese Aufgabe erläutert werden:

Ausgewiesen wird eine Kalkulationszeit von 15 Minuten und eine Prüfzeit von 10 Minuten. Dies muss sowohl täglich als auch im Quartal beachtet werden.

Ergibt die Abrechnungsprüfung der für den Arzt zuständigen Kassenärztlichen Vereinigung eine rechnerische Unterschreitung des Zeitaufwandes unter den Wert von 10 Minuten (9 und weniger Minuten), wird diese Auffälligkeit moniert.

Im Rahmen der KV-Quartalsabrechnung erfolgt die Prüfung durch Multiplikation der gemeldeten Abrechnungsziffern mit den jeweils ausgewiesenen Prüfzeiten.

Beträgt die hierdurch ermittelte arbeitstägliche Zeit bei Tageszeitprofilen an mindestens drei Tagen im Quartal mehr als 12 Stunden oder im Quartalszeitprofil

5.1 Kennzahlen zur Beschreibung der Leistung

mehr als 780 Stunden, ist diese Abrechnung auffällig und es erfolgen weitere Überprüfungen.

Die Eignung der Prüfzeit gibt hierbei die Prüfweise vor. Die Beachtung der Prüfzeit in Minuten muss im o. g. Beispielfall sowohl im Tagesdurchschnitt als auch im Quartalsdurchschnitt erfolgen.

Dies kann auch heruntergebrochen auf die Ebene der o. g. EBM-Ziffer 01780 betrachtet werden.

Der Arzt behandelt an einem Tag im Quartal folgende Patientinnen mit folgenden Zeiten:

Patientin	Beginn	Ende	Dauer
1	08:00 Uhr	08:07 Uhr	7 min
2	09:00 Uhr	09:10 Uhr	10 min
3	10:00 Uhr	10:13 Uhr	13 min

Aus der Perspektive des Anhang 3 zum EBM hat der Arzt bei Patientin 1 die Prüfzeit unterschritten, also u. U. nicht den vollen Leistungsumfang in der notwendigen Qualität erbracht, bei Patientin 2 die Prüfzeit genau erreicht und bei Patientin 3 die Prüfzeit sogar überschritten. Da eine patientenbezogene Reglementierung des Arztes absolut praxisfremd wäre, können die Prüfzeiten über den Tag ausgeglichen werden. Da der Arzt bei dieser Betrachtung im Schnitt je Patientin eine Behandlungsdauer von 10 Minuten erbringt, wäre seine Leistungserbringung nicht zu beanstanden. Allerdings muss er diese Prüfung auch quartalsbezogen bestehen.

5.1.3 Auch Ambulanzcontroller sitzen manchmal im Cockpit

Im Zusammenhang mit der Analyse von Kennzahlen bietet der Markt für Praxisinformationssysteme Cockpitlösungen an, die die wesentlichen Kennzahlen des Ambulanzbetriebs für das Management auf einen Blick darstellen.

Neben den bereits erläuterten Kennzahlen werden hier bspw. die Quote der Erlöse aus Behandlungen gesetzlich Versicherter oder der Umfang der noch nicht abgerechneten Leistungen gezeigt (▶ Abb. 5.1).

Quote ABW. PRÜFZEITEN

Die Abweichung von der Prüfzeiten des Anhang 3 EBM stellt einen Aspekt dar, der im Rahmen der KV-Quartalsabrechnung geprüft wird. In einem möglichen Cockpit wird mit Hilfe des durchschnittlichen prozentualen Anteils der Über- oder Unterschreitung der tatsächlichen Leistungszeiten im Verhältnis zu den vorgegebenen Prüfzeiten des EBM diese Diskrepanz bereits im laufenden Quartal veranschaulicht.

Aufgrund einer nicht erfolgenden Zeiterfassung je Gebührenordnungsziffer handelt es sich um einen ungefähren rechnerischen Durchschnittswert. Während eine positive Abweichung eine Überschreitung verkörpern könnte (negativ), wäre eine negative Abweichung ein Indiz für eine Unterschreitung (positiv).

Betrachtungszeitraum: 01.01.2024 – 31.03.2024			Ambulanz: MVZ KOLB gGmbH	
Anzahl FÄLLE 2.500		Summe ERLÖSE GKV 110.400.-	Summe ERLÖSE SZ 30.000.-	Quote ABW. PRÜFZEITEN + 10%
GKV 2.400	SZ 100			
Anzahl PATIENTEN 2.500		Durchschnitt FALL-ERLÖSE GKV 50.-	Durchschnitt FALL-ERLÖSE SZ 300.-	Rate KONVERSION (a⇨s) 5%
Anzahl PATIENTEN-KONTAKTE 3.000		Quote ABGERECHNETE LEISTUNGEN GKV 92%	Quote ABGERECHNETE LEISTUNGEN SZ 100%	Quote FEHLENDE DIAGNOSE 6%

Abb. 5.1: Muster für ein Ambulanz-Cockpit

Rate KONVERSION (a ⇨ s)

Die Konversionsrate kann für unterschiedliche Zwecke genutzt werden. In reinen Ambulanzbetrieben der vertragsärztlichen Versorgung kann sie im Sinne einer Krankenhauseinweisungsquote verstanden werden und die Verordnung von Krankenhausbehandlung aufzeigen. In mit dem Krankenhausbetrieb verbundenen Ambulanzen kann sie darüber hinaus eine echte Umwandlung der ambulanten in eine stationäre Leistung verdeutlichen (z. B. AOP zu vollstationärer Krankenhausbehandlung).

Quote FEHLENDE DIAGNOSE

Unter der Voraussetzung, dass im Ambulanzbetrieb – wie in jedem anderen Gesundheitsbetrieb auch – Kranke behandelt werden, ergibt sich zwangsläufig die Notwendigkeit zur Dokumentation der Erkrankung in Form einer Diagnose. Fehlt sie, kann der Behandlungsfall nicht abgerechnet werden und es ergibt sich ein Außenstand. Da dieser Umstand bei vertragsärztlichen Leistungen auch im Rahmen der KV-Quartalsabrechnung vom sog. KV-Prüfset analysiert wird, erfolgt der Hinweis stets vor Einreichung der Quartalsabrechnung. Gleichwohl sollte es keine Patientenbehandlung ohne eine entsprechende Diagnose geben.

5.2 Soll-Ist-Vergleich zur Abstimmung von Planung und Realität

Es liegt in der Natur des Menschen, sich permanent in Vergleichen zu bewegen. Hierbei geht es nicht nur um die schöneren Schuhe oder den besseren Wagen, sondern beispielsweise auch um monetäre Größen.

Im Kern besteht der Soll-Ist-Vergleich aus zwei wesentlichen Schritten:

- In einem ersten Schritt erfolgt der Vergleich zwischen Plan-/Sollwerten mit den Istwerten.
- Hieran schließt sich der zweite Schritt an, bei dem konkrete Maßnahmen für die eventuelle Korrektur einer Abweichung mit Hilfe der Abweichungsanalyse veranlasst werden.

Für die Korrektur bestehen für den Entscheider zwei Handlungsalternativen:

1. Der Entscheider kann weiterhin die Realisation der ursprünglichen Ziele verfolgen. Dies wird er wahrscheinlich in den Fällen tun, in denen Soll und Ist nicht sehr weit voneinander entfernt liegen.
2. Er kann jedoch auch eine Neudefinition der Ziele vornehmen. Dies wird er unter Umständen in den Fällen tun, in denen Soll und Ist sehr weit voneinander entfernt liegen.

Führt das Controlling eine Abweichungsanalyse durch, widmet er sich primär folgenden Fragestellungen:

1. Woher kommt die Abweichung?
   Es wird versucht, eine wahrgenommene Abweichung des Istzustands von einem Sollzustand in einer geeigneten Weise abzubilden. Wie häufig im Controlling werden rechnerische Vergleichbarkeiten mit Hilfe der Umrechnung in eine monetäre Größe (Eurobetrag) umgesetzt.
2. Welche Ursachen hat die Abweichung?
   Hierbei wird bspw. eine mögliche zeitliche Verschiebung der Umsetzung im Verhältnis zur Planung versucht.
3. Im dritten Schritt – dem eigentlichen Steuerungsschritt des Controllings – wird die Frage gestellt, was zu tun ist, damit eine geplante Umsetzung dennoch erreicht werden kann.

Die möglichen Ursachen für Abweichungen sind vielfältig und beginnen bereits bei der Planung eines Vorhabens. Hier können dem Planenden Fehler unterlaufen, die sich jedoch auch auf die Organisation und Durchführung des Vorhabens beziehen. Nicht selten werden unrealistische Ziele gesetzt (zu hoch, zu niedrig) oder unvorhergesehene/unvorhersehbare externe Einflussfaktoren nicht bedacht.

Erfolgt die Planung in einem laufenden Arbeitsprozess, können Abweichungen durch Rationalisierungen oder organisatorische Verbesserungen oder strukturelle Änderungen (neue Maschinen/Verfahren) entstehen.

Auf der Seite der Ressourcenbeschaffung und -verwendung können Änderung der Preise (Einkauf, Lohn, Gehalt) und der Wertansätze (Material) oder ein nicht absehbarer Mehr-/Minderverbrauch zu Abweichungen führen.

Schließlich kann eine simple zeitliche Verschiebung der Planung eine Ursache für Abweichungen sein.

Für das Controlling im Ambulanzbetrieb stellen sich grundsätzlich zwei Möglichkeiten zur Darstellung des Soll-Ist-Vergleichs:

Eine Möglichkeit ist die tabellarische Darstellung des Soll-Ist-Vergleichs. Auf diese Weise können Abweichungen einzelner Items oder der Gesamtheit sehr griffig anhand einer Übersichtstabelle dargestellt werden. Die nachfolgende Tabelle zeigt exemplarisch eine verkürzte Darstellung zum Vergleich der Quartalserlöse einer augenärztlichen Vertragsarztpraxis in Bezug auf die Grundpauschalen der beiden möglichen Altersgruppen (▶ Tab. 5.2).

Tab. 5.2: Vergleich der Quartalserlöse einer augenärztlichen Vertragsarztpraxis

GOP	Fälle	Häufigkeit pro 100 Fälle		Abweichung	
		Praxis	Vergleichsgruppe	Absolut	Prozentual
06320	250	45,10	40,25	+ 4,85	+ 12,05
06321	380	60,23	31,13	+ 29,1	+ 93,5

Darüber hinaus kann es hilfreich sein, grafische Darstellungen des Soll-Ist-Vergleichs anzufertigen. Dies bietet sich insbesondere bei komplexeren Sachverhalten an, da der Empfänger der Information auf diese Weise leicht in die Lage versetzt wird, den Sachverhalt zu erfassen (▶ Abb. 5.2, ▶ Abb. 5.3).

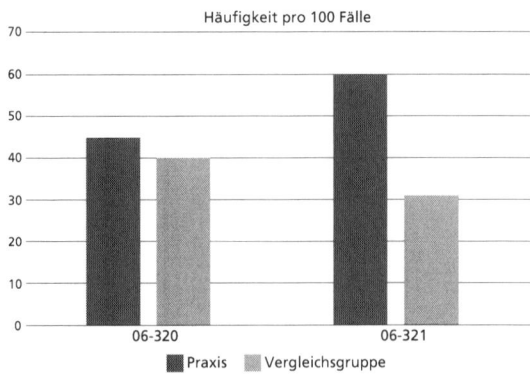

Abb. 5.2: Vergleichsgrafik Säulendiagramm

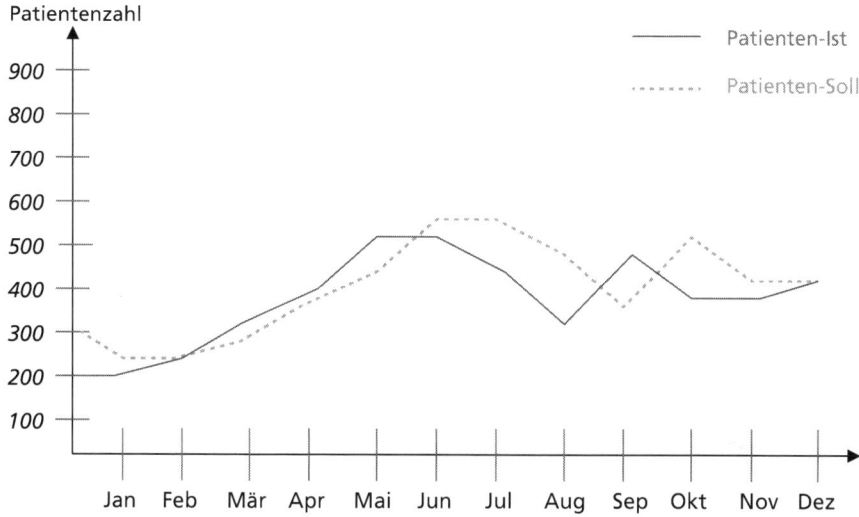

Abb. 5.3: Vergleichsgrafik Liniendiagramm (Kolb 2020, S. 65)

5.3 Priorisierung mit Hilfe der ABC-Analyse

5.3.1 Wesen der ABC-Analyse

Primär bei operativ tätigen Ambulanzen kommt dem Materialeinsatz eine wichtige Bedeutung zu, da gelagertes Material finanzielle Ressourcen bindet. Bei besonders teuren Materialien ist es dann sinnvoll, die Lagerhaltung gemäß ihrem Wert genauer zu beobachten bzw. zu priorisieren.

Hierbei kann die ABC-Analyse helfen. Sie stellt ein Verfahren zur Unterstützung von Prioritätenentscheidungen dar. Mit ihrer Hilfe sollen solche Objekte erkannt werden, die auf Grund ihres hohen wertmäßigen Anteils an einem Gesamtbedarf von besonderer Bedeutung sind. Es wird also nicht allein die Anzahl an Analyseobjekten für eine Priorisierungsentscheidung genutzt oder allein der (meist hohe) Wert eines Gutes, sondern es wird eine kombinierte Größe aus beiden Informationen gebildet, der wertmäßige Anteil.

> **Anhand eines Beispiels soll dies verdeutlicht werden:**
>
> Wir betrachten die Materialwirtschaft einer augenheilkundlichen Praxis. Dort werden sechs verschiedene Linsen implantiert, die unterschiedlich hohe Kosten verursachen (▶ Tab. 5.3). Zur besseren Organisation des Bestellwesens und der Lagerhaltung sollen die Kosten analysiert werden.

Tab. 5.3: Materialwirtschaft einer augenheilkundlichen Praxis

Linse	Kosten	Anzahl
Linse 1	50,00 €	145
Linse 2	100,00 €	35
Linse 3	300,00 €	55
Linse 4	750,00 €	15
Linse 5	1.000,00 €	10
Linse 6	1.500,00 €	12
Summe		272

Unter dem Aspekt der Kosten je Linse würde sich der Entscheider wahrscheinlich rein intuitiv für eine primäre Betrachtung der Linse 6 entscheiden, da diese die höchsten Kosten verursacht. Andererseits wird die Linse 1 am häufigsten implantiert und auch hier könnte ein Vorteil für die Praxis liegen.

Um genau diese Entscheidung jedoch nicht intuitiv fällen zu müssen, bietet die ABC-Analyse die Möglichkeit, aus dem Produkt der Menge und des Objekteinzelwerts den sogenannten wertmäßigen Anteil zu ermitteln. Objekte, die hiernach einen höheren wertmäßigen Anteil besitzen, werden prioritär betrachtet, Objekte mit einem geringeren Anteil erst im Nachgang. Auf diese Weise ist es dem Entscheider möglich, seine Ressourcen (z. B. Bestellaufwand, Lagerkapazitäten) zu optimieren.

5.3.2 Vorgehensweise zur Durchführung der ABC-Analyse

Im ersten Schritt wird der Jahresbedarf je Artikel aus dem Produkt des Einzelpreises und der Menge ermittelt (▶ Tab. 5.4). Dieser Jahresbedarf je Artikel besitzt einen ebenfalls ausgewiesenen prozentualen Anteil am Gesamterlös der augenärztlichen Praxis.

Tab. 5.4: Jahresbedarfermittlung

Linse	Kosten	Anzahl	Jahresbedarf	Prozent
Linse 1	50 €	145	7.250 €	11 %
Linse 2	100 €	35	3.500 €	5 %
Linse 3	300 €	55	16.500 €	25 %
Linse 4	750 €	15	11.250 €	17 %
Linse 5	1.000 €	10	10.000 €	15 %

5.3 Priorisierung mit Hilfe der ABC-Analyse

Tab. 5.4: Jahresbedarfermittlung – Fortsetzung

Linse	Kosten	Anzahl	Jahresbedarf	Prozent
Linse 6	1.500 €	12	18.000 €	27 %
Summen		272	66.500 €	100 %

Im nächsten Schritt werden die Jahreserlöse in absteigender Reihenfolge sortiert und kumuliert. In unserem Beispiel ergibt sich sodann für die Linse 1 ein kumulierter Jahresbedarf in Höhe von 7.250.- €, was einem prozentualen Anteil in Höhe von 11 % entspricht. Auf diese Weise werden die einzelnen Jahresbedarfe aller Artikel in absteigender Reihenfolge aufsummiert, sodass nach dem sechsten Artikel ein Gesamtwert von 100 % der Kosten für die Linsen erfasst ist (▶ Tab. 5.5).

Tab. 5.5: Sortierung der Jahresbedarfe

Linse	Jahresbedarf	kumuliert	prozentual	kumuliert
Linse 6	18.000 €	18.000 €	27 %	27 %
Linse 3	16.500 €	34.500 €	25 %	52 %
Linse 4	11.250 €	45.750 €	17 %	69 %
Linse 5	10.000 €	55.750 €	15 %	84 %
Linse 1	7.250 €	63.000 €	11 %	95 %
Linse 2	3.500 €	66.500 €	5 %	100 %

In einem dritten Schritt werden Eckwerte gebildet, mit deren Hilfe die absteigend sortierten prozentualen Anteil der Artikelgruppen dem A-, dem B- oder dem C-Artikelbereich zugeordnet werden. Im vorliegenden Beispiel erreicht man mit den ersten vier Artikeln in der Gruppe der A-Artikel einen kumulierten Gesamtanteil in Höhe von 84 %. Hierauf folgt der Bereich für die B-Artikel (11 %) und schließlich für die C-Artikel (5 %).

Folgt man den Aussagen der Literatur, so umfasst der Bereich der A-Artikel ca. 75–85 %, der Bereich der C-Artikel ca. 5 % und demzufolge der verbleibende Bereich der B-Artikel zwischen 10 und 15 %.

Es ist deutlich zu erkennen, das mit nur einem Drittel des Materials (hier: 92 von 272 Linsen) in den vier Materialgruppen bereits ein Wertanteil von 84 % erfasst wird bzw. sehr große Stückzahlen (z. B. 145 Linsen – entspricht 56 % der Artikelstücke) kein Indiz für einen hohen Wertanteil sind. Diesen Erkenntnisgewinn liefert die ABC-Analyse für die Priorisierung der anstehenden Arbeiten und Analysen.

In der Literatur findet sich die Lorenzkurve als Möglichkeit zur Darstellung der ABC-Analyse. Mit ihrer Hilfe kann verdeutlicht werden, dass gleichmäßig verteilte

Anzahlen höchst unterschiedliche Werte (in unserem Fall Kosten) repräsentieren (▶ Abb. 5.4).

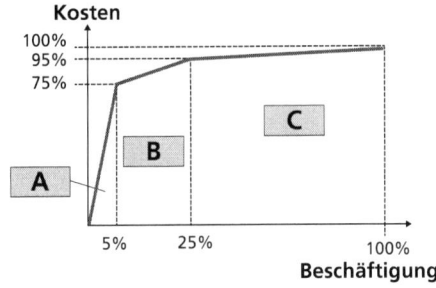

Abb. 5.4: Lorenzkurve der A-, B- und C-Artikel

Der klassischen Einteilung der A-, B- und C-Artikel folgend, können daher zwei Merksätze formuliert werden:

1. 5 % der Positionen erfassen ca. 75 % der Gesamtkosten.
2. 75 % der Positionen erfassen lediglich 5 % der Gesamtkosten.

5.3.3 Konsequenzen aus der Anwendung der ABC-Analyse

Auf Grundlage der Berechnungen können somit folgende Konsequenzen für die Bestell- und Lageraktivitäten in der Materialwirtschaft des Ambulanzbetriebs gezogen werden:

Die Linsen der Artikelgruppe A erfahren eine besondere Beachtung. Hier müssen differenzierte Markt-, Preis- und Kostenstrukturanalysen durchgeführt werden, die Bestellvorbereitung muss sorgfältig und im Rahmen exakter Dispositionsverfahren erfolgen. Vorhandene Lagerbestände müssen laufend überwacht und u. U. mit Hilfe genau festgelegter Sicherheits- und Meldebestände in der Abrufmenge begrenzt werden.

Die Linsen der Artikelgruppe C hingegen können »vereinfacht« überwacht werden. Dies betrifft bspw. die Bestellabwicklung in Form von Sammelbestellungen, die Lagerbuchführung, die Bestandsüberwachung und die Disposition.

Über das vorgestellte Beispiel hinaus bestehen für die Anwendung der ABC-Analyse weitere denkbare Möglichkeiten im Ambulanzbetrieb. Beispielhaft ist hier die Priorisierung der Leistungen in der Labor-, Funktions- oder Röntgendiagnostik zu nennen. Darüber hinaus kann sie zur Ermittlung bzw. Priorisierung des Leistungsportfolios für ambulante Operationen genutzt werden.

5.4 Vorhersage des Verbrauchs durch Anwendung der XYZ-Analyse

5.4.1 Notwendige Ergänzung der ABC-Analyse

Auch wenn die ABC-Analyse bereits eine sehr komfortable Möglichkeit zur Priorisierung von Objekten im Ambulanzbetrieb bietet, gibt sie keine Auskunft über eine mögliche Vorhersage der Verbräuche. Sie richtet ihren Blick eher in die Vergangenheit. Für Entscheidungen im Gesundheitsbetrieb sollte jedoch der Schwerpunkt auf künftigen Entscheidungssituationen liegen. Die ABC-Analyse erfährt daher eine Erweiterung in Form der XYZ-Analyse. Sie klassifiziert bereits priorisierte Datenbestände mit Hilfe des Verbrauchsverhaltens.

Zu unterscheiden sind hiernach:

1. ein relativ konstanter Verbrauch,
2. wiederkehrende Schwankungen im Verbrauch und
3. ein völlig unregelmäßiger Verbrauch.

Hierauf aufbauend werden drei Dimensionen (X, Y, Z) gebildet:

- Dimension X ist mit einem konstanten Verbrauch gleichzusetzen, der durch eine hohe Voraussagegenauigkeit gekennzeichnet ist.
- Dimension Y verkörpert einen tendenziell steigenden oder fallenden Verbrauch mit einer mittleren Vorhersagegenauigkeit.
- Dimension Z verdeutlich einen völlig unregelmäßigen Verbrauch mit einer niedrigen Vorhersagengenauigkeit.

Der Zusammenhang zwischen ABC- und XYZ-Analyse lässt sich mit Hilfe des nachfolgenden Schaubildes verdeutlichen (▶ Abb. 5.5).

Vorhersage- genauigkeit \ Verbrauchswert	A	B	C
X	hoher Verbrauchswert hoher Vorhersagewert	mittlerer Verbrauchswert hoher Vorhersagewert	niedriger Verbrauchswert hoher Vorhersagewert
Y	hoher Verbrauchswert mittlerer Vorhersagewert	mittlerer Verbrauchswert mittlerer Vorhersagewert	niedriger Verbrauchswert mittlerer Vorhersagewert
Z	hoher Verbrauchswert niedriger Vorhersagewert	mittlerer Verbrauchswert niedriger Vorhersagewert	niedriger Verbrauchswert niedriger Vorhersagewert

Abb. 5.5: Zusammenhang zwischen ABC- und XYZ-Analyse (Kolb 2020, S. 44)

Während in der waagerechten Dimension der Verbrauchswert als ABC-Artikel abgebildet ist, erscheint in der vertikalen Dimension die Vorhersagegenauigkeit, verkörpert durch die Variablen X, Y und Z. An den Schnittpunkten der sich ergebenden neun Felder der Matrix erscheinen sämtliche mögliche Konstellationen, die aus der Kombination des Verbrauchswerts und des Vorhersagewerts entstehen können. Je nach Einschätzung des Entscheiders kann hierauf aufbauend eine Bestell- und Lagerhaltungsstrategie im Gesundheitsbetrieb abgeleitet werden. Beispielsweise könnte in dieser oben genannten Matrix die Kombination A/Z mit einem hohen Verbrauchswert und einem niedrigen Vorhersagewert einer besonderen Beobachtung unterliegen, da hier sehr hohe Verbrauchswerte mit einer sehr niedrigen Vorhersagegenauigkeit ein erhebliches Risiko darstellen können.

5.4.2 Mathematische Umsetzung und Konsequenzen der XYZ-Analyse

Um eine sachgerechte Beschaffungsstrategie ableiten zu können, ist es notwendig, die Verbräuche mit Hilfe von Berechnungen oder Kennzahlen zu verdeutlichen. Hierbei kommt der Variationskoeffizient zum Einsatz. Es gilt die Regel: Je unregelmäßiger der Materialeinsatz ist, desto höher ist der Variationskoeffizient.

Aus Abbildung 5.6 ergeben sich somit drei mögliche Beschaffungsstrategien (▶ Abb. 5.6).

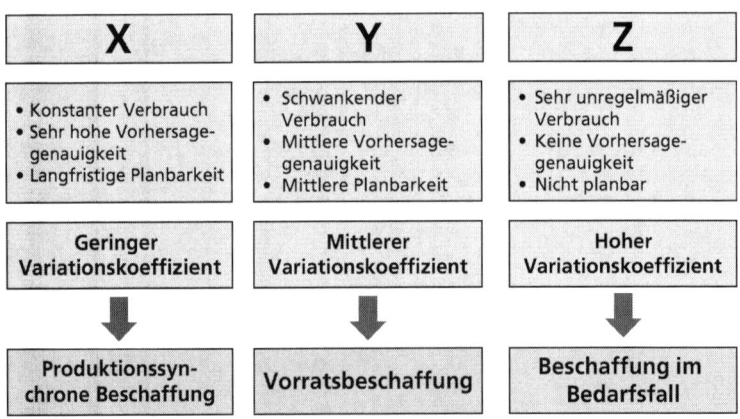

Abb. 5.6: Beschaffungsstrategien nach der XYZ-Analyse (Kolb 2020, S. 44)

Die Dimension X wird hiernach durch einen geringen Variationskoeffizienten verkörpert.

Der betrachtete Artikel besitzt einen konstanten Verbrauch mit hoher Vorhersagegenauigkeit und ist somit langfristig planbar. Er sollte daher produktionssynchron beschafft werden.

5.4 Vorhersage des Verbrauchs durch Anwendung der XYZ-Analyse

Im Gegenzug stellt die Dimension Z einen sehr unregelmäßigen Verbrauch mit einer fast nicht erkennbaren Vorhersagegenauigkeit dar. Diese Artikelverbräuche sind kaum planbar und werden durch einen hohen Variationskoeffizienten verdeutlicht. Hieraus sollte eine Beschaffung im Bedarfsfall folgen.

$$\sigma = \sqrt{\frac{\sum_{i=1}^{n}(x_i - \overline{x})^2}{n}}$$

$$V = \frac{\sigma}{\overline{x}}$$

V   Variationskoeffizient
σ   Standardabweichung
$\overline{x}$ Arithmetischer Mittelwert

Auch die Betrachtung der XYZ-Analyse soll mit Hilfe eines Rechenbeispiels verdeutlichet werden:

In einem OP-Zentrum werden die Verbräuche an OP-Abdecktüchern für ein Halbjahr betrachtet. Hierfür liegen die folgenden Mengen für Januar bis Juni vor.

Monat	Anzahl
Januar	1.000
Februar	750
März	1.050
April	900
Mai	1.000
Juni	1.200
Summe	5.900

In einem ersten Schritt wird der arithmetische Mittelwert aus den sechs Werten ermittelt. Er beträgt 983,33.

$$\varnothing = \frac{5.900}{6} = 983,33$$

Hiernach wird der Abstand des jeweiligen Wertes vom Mittelwert berechnet.

Monat	Anzahl	x̄	x − x̄
Januar	1.000	983,33	16,67
Februar	750	983,33	-233,33
März	1.050	983,33	66,67
April	900	983,33	-83,33
Mai	1.000	983,33	16,67
Juni	1.200	983,33	216,67
Summe	5.900		

Die entstehenden Differenzbeträge werden nun quadriert, um einerseits negative Werte zu eliminieren, damit es nicht zur Auslöschung von positiven und negativen Merkmalsträgern kommt. Andererseits hilft das Quadrieren der Werte dabei, besonders große Werte als deutlich große Differenz darzustellen bzw. kleine Werte als extrem kleine Werte abzubilden. Statistisch werden also die Abstände zum Mittelwert deutlicher voneinander getrennt.

Monat	Anzahl	x̄	x − x̄	$(x_i - \bar{x})^2$
Januar	1.000	983,33	16,67	277,89
Februar	750	983,33	-233,33	54.442,89
März	1.050	983,33	66,67	4.444,89
April	900	983,33	-83,33	6.943,89
Mai	1.000	983,33	16,67	277,89
Juni	1.200	983,33	216,67	46.945,89
			Summe	113.333,34

Wird die Summe der quadrierten Abstände (113.333,34) durch die Anzahl der Eingangswerte (in diesem Fall 6) geteilt und aus dem erhaltenen Ergebnis die Wurzel gezogen, ergibt sich die Standardabweichung. Sie beträgt im vorliegenden Beispiel 137,44.

$$\sigma = \sqrt{\frac{133.333,34}{6}} = \sqrt{18.888,89} = 137,44$$

Wird diese Standardabweichung schließlich ins Verhältnis zum arithmetischen Mittelwert gesetzt, so ergibt sich der Variationskoeffizient, im vorliegenden Fall beträgt er 0,14.

$$V = \frac{137{,}44}{983{,}33} = 0{,}14 \text{ (gerundet)}$$

Dieser Wert kann grundsätzlich als relativ kleiner Wert betrachtet werden, hieraus könnte die produktionssynchrone Beschaffung der betrachteten Artikel abgeleitet werden.

Allerdings birgt die Rechenmethodik an sich die Gefahr, mit nicht gerundeten Werten zu arbeiten. Dem geneigten Leser sei daher der Ratschlag gegeben, sämtliche Ergebniswerte aus Multiplikation, Division, Quadratur oder Wurzelziehen stets auf zwei Nachkommastellen zu runden und dann mit den gerundeten Werten weiterzurechnen. Zu schnell führt eine Nutzung nicht gerundeter Werte nämlich zu erheblichen Abweichungen der Ergebnisse.

Darüber hinaus besitzt der ermittelte Variationskoeffizient keinen Aussagewert an sich. Er sollte stets in das Verhältnis zu anderen Variationskoeffizienten gesetzt werden. Diese Vergleichswerte erhält man beispielsweise mit Hilfe von Zeitvergleichen, Abteilungsvergleichen oder Betriebsvergleichen. In jedem Fall muss dem Entscheider klar sein, dass eine Veränderung des Variationskoeffizienten nicht das Ergebnis per se darstellt, sondern sich hieraus unter Umständen erhebliche Konsequenzen für die Beschaffung des Materials ergeben.

5.4.3 Bewertung der XYZ-Analyse

- Die XYZ-Analyse liefert mit wenig Aufwand ein passables Ergebnis. Idealerweise liegen sämtliche Eingangsinformationen in der Materialwirtschaft des Ambulanzbetriebes vor.
- Durch eine langfristige Anwendung der XYZ-Analyse können Schwankungen bei der Ermittlung ausgeglichen und somit die Vorhersagegenauigkeit der Methodik verbessert werden.
- Allerdings verhält sich der Verbrauch im Gesundheitsbetrieb gerade auf Grund der Patientenbehandlungen selten gleichmäßig. Zudem können die Preise oder das Einkaufsverhalten durch Marktentwicklungen beeinflusst werden. Derartige Störgrößen berücksichtigt die XYZ-Analyse nicht.
- Schließlich gibt es – wie bei der ABC-Analyse – keine eindeutigen Vorgaben für die Definition der Klassengrenzen, sodass in der Regel ein Vergleichsverfahren mit anderen Perioden, anderen Betrieben oder sogar anderen Branchen notwendig ist.

5.5 Deckungsbeitragsrechnung zur Aufdeckung versteckter Defizite

5.5.1 Probleme mit den Vollkosten im Ambulanzbetrieb

Die bisherigen Überlegungen betrachteten stets die Kosten des Ambulanzbetriebs als Ganzes. Lediglich bei der Zuordnung erfolgte die Differenzierung nach Einzel- und Gemeinkosten. Eine derartige Analyse der Kosten im Ambulanzbetrieb ist jedoch grundsätzlich fehlerbehaftet, denn, wie bereits festgestellt, Kosten entwickeln sich je nach ihrer Natur unterschiedlich. Eine Gesamtbetrachtung ohne Differenzierung der fixen und variablen Kosten missachtet das unterschiedliche Verhalten auf Veränderungen der Menge. Im Falle einer Abweichung müssten die kalkulierten Preise eigentlich immer neu kalkuliert werden, da lediglich bei den variablen Kosten Proportionalität unterstellt werden darf. Der Fixkostendegressionseffekt würde in diesem Zusammenhang eine nachteilige Wirkung entfalten.

Ein Beispiel soll dies verdeutlichen:

Eine Leistung in einer Laborgemeinschaft soll analysiert werden. Hierbei möchte man der Frage nachgehen, ob eine Steigerung der Menge günstige Auswirkungen auf die Wirtschaftlichkeit der Leistungserbringung hätte. Hierzu analysiert man, ob 100, 1.000 oder sogar 2.000 Einheiten (E) erstellt werden sollen. Die fixen Kosten belaufen sich auf 200 €, die variablen Kosten pro Einheit auf 0,05 €.

$$k\ (100\ \text{Einheiten}) = \frac{200.\text{-} € + (100\ E * 0{,}05\ €)}{100\ E} = 2{,}05\ €$$

$$k\ (1.000\ \text{Einheiten}) = \frac{200.\text{-} € + (1.000\ E * 0{,}05\ €)}{1.000\ E} = 0{,}25\ €$$

$$k\ (2.000\ \text{Einheiten}) = \frac{200.\text{-} € + (2.000\ E * 0{,}05\ €)}{2.000\ E} = 0{,}15\ €$$

Die Analyse ergibt, dass die durchschnittlichen Kosten bei steigender Menge sinken.

Dieser Effekt ist dann unproblematisch, wenn die Differenzierung nach fixen und variablen Kosten nicht erforderlich ist oder fixe Kosten beeinflusst werden können. Treffen diese Annahmen nicht zu, führt eine derartige Vollkostenrechnung zu falschen Ergebnissen und Entscheidungen.

Zur Lösung dieses Dilemmas kann die Teilkostenrechnung genutzt werden. Hierbei werden die Kosten getrennt nach fixen und variablen Kosten verrechnet (▶ Abb. 5.7).

5.5 Deckungsbeitragsrechnung zur Aufdeckung versteckter Defizite

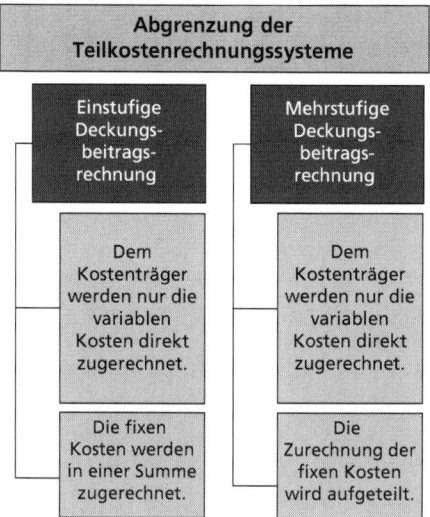

Abb. 5.7: Abgrenzung der Teilkostenrechnungssysteme

Bekanntes Mittel für den sachgerechten Umgang mit fixen und variablen Kosten sind die einstufige und die mehrstufige Deckungsbeitragsrechnung. Bei beiden Systemen werden den Kostenträgern zunächst nur die variablen Kosten zugerechnet. Erst am Ende der Berechnung erfolgt ein Zuschlag der fixen Kosten – im Falle der einstufigen Deckungsbeitragsrechnung in einer Summe, im Falle der mehrstufigen Deckungsbeitragsrechnung in mehreren Teilsummen.

Teilkostenrechnungen betrachten grundsätzlich nicht den Gewinn pro Stück oder pro Einheit, sondern den Deckungsbeitrag.

In den 1930er-Jahren wurde in den Vereinigten Staaten die Deckungsbeitragsrechnung entwickelt. Die Bezeichnung Deckungsbeitragsrechnung erhielt sie jedoch erst bei ihrer Übertragung in den deutschen Sprachraum. Ursprünglich wurde sie als Direct-Costing bezeichnet – ein Ausdruck, der ihrem Ansatz näherkommt. Betrachtet werden nämlich primär die direkten (variablen) Kosten.

Zu unterscheiden sind die einstufige Deckungsbeitragsrechnung und die mehrstufige. Während bei der einstufigen Deckungsbeitragsrechnung die gesamten Fixkosten des Ambulanzbetriebs von einem Gesamtdeckungsbeitrag abgezogen werden, um den Betriebserfolg zu ermitteln, wird die Verteilung der Fixkosten bei der mehrstufigen Deckungsbeitragsrechnung aufgegliedert. Sie hat einen höheren Aussagewert und versucht, einen Nachteil der einstufigen Deckungsbeitragsrechnung zu optimieren. Er besteht darin, dass die Fixkosten nur in sehr seltenen Fällen als ein Fixkostenblock betrachtet werden können. In der mehrstufigen Form werden die Fixkosten beispielsweise in produktfixe Kosten (Zuordnung zu einem Produkt oder einer Leistung), bereichsfixe Kosten (Zuordnung zu einem Unternehmensbereich) oder allgemeine Fixkosten (eine Zuordnung ist weder bei einem Produkt noch bei einem Bereich sinnvoll, z. B. Gehälter der Verwaltungsmitarbeiter) gegliedert.

Mit Hilfe der Deckungsbeitragsrechnung erhalten wir einen feineren Einblick in den Erfolg des Ambulanzbetriebs.

5.5.2 Definition des Deckungsbeitrags

In den bisherigen Betrachtungen wurde häufig ein Vergleich zwischen Gesamterlösen und Gesamtkosten durchgeführt. Eine derartige Betrachtung ist jedoch nicht sachgerecht, da die Kosten sich nicht in jedem Fall in gleicher Weise verhalten. Teile der Kosten verändern sich mit der Beschäftigung (variable Kosten), Teile der Kosten verändern sich nicht mit der Beschäftigung (fixe Kosten).

Genau diese Differenzierung nutzt die Deckungsbeitragsrechnung, um ein präziseres Bild des Betriebserfolgs im Gesundheitsbetrieb zu erreichen.

Bisher wurde der Betriebserfolg von uns gemäß folgender Formel ermittelt:

Betriebserfolg = Erlöse − Kosten

Nun differenzieren wir diese Betrachtung nach fixen und variablen Kosten mit nachfolgender Formel:

Betriebserfolg = (Erlöse − variable Kosten) − fixe Kosten

Die Differenz aus Erlösen und variablen Kosten nennt man den Deckungsbeitrag, da der Überschuss hieraus zur Deckung der (nachfolgenden) fixen Kosten dient.

Zu unterscheiden sind der Gesamtdeckungsbeitrag und der Stückdeckungsbeitrag.

Der Gesamtdeckungsbeitrag (DB) ergibt sich aus der Differenz der Gesamterlöse (E) und der variablen Gesamtkosten (K_v).

$DB = E - K_v$

Analog berechnet sich der Stückdeckungsbeitrag (db) aus der Differenz der Stückerlöse (e) und der variablen Stückkosten (k_v).

$db = e - k_v$

Wie bei allen Betrachtungen des Controllings stellen auch hier Großbuchstaben eine Gesamtmenge, Kleinbuchstaben eine (Stück-)Einheit dar.

Für den Deckungsbeitrag gilt:

- Ist er größer als die fixen Kosten, erzielt der Ambulanzbetrieb Gewinn.
- Ist er kleiner als die fixen Kosten, erzielt der Ambulanzbetrieb einen Verlust.

5.5 Deckungsbeitragsrechnung zur Aufdeckung versteckter Defizite

Zur Verdeutlichung des eigentlichen Mehrwerts einer mehrstufigen Deckungsbeitragsdeckungsrechnung soll das nachfolgende Beispiel dienen:

Betrachtet werden zwei Fachrichtungen in einem Medizinischen Versorgungszentrum. Die Augenheilkunde und die Unfallchirurgie erbringen jeweils zwei Arten von ambulanten Operationen. Alle Leistungen zusammen erwirtschaften einen Umsatz von 100.000 €, dem 62.000 € variable Kosten gegenüberstehen.
Hieraus ermittelt sich ein Deckungsbeitrag von 38.000 €.
Würde man im Rahmen einer Gesamtbetrachtung (letzte Spalte) die fixen Kosten stufenweise in Form der Fixkosten »Leistungen« (20.500 €), der Fixkosten »Fachrichtung« (4.500 €) und der (anteiligen) Fixkosten »Geschäftsführung« (5.000 €) vom errechneten Deckungsbeitrag abziehen, ergäbe sich ein Gesamtbetriebserfolg von 8.000 €.
Die Entscheider würden dann davon ausgehen, dass ihr Tun insgesamt erfolgreich sei, da der Betriebserfolg positiv ausfiele (▶ Tab. 5.6).

Tab. 5.6: Mehrstufige Deckungsbeitragsrechnung

Fachrichtung	Augenheilkunde		Unfallchirurgie		Summe
Leistung	Leistung 1	Leistung 2	Leistung 3	Leistung 4	
Umsatz	10.000	20.000	30.000	40.000	100.000
Variable Kosten	5.000	6.000	31.000	20.000	62.000
Deckungsbeitrag 1	5.000	14.000	-1.000	20.000	38.000
Fixkosten Leistungen	2.500	5.000	5.500	7.500	20.500
Deckungsbeitrag 2	2.500	9.000	-6.500	12.500	17.500
Fixkosten Fachrichtung	1.500		3.000		4.500
Deckungsbeitrag 3	10.000		3.000		13.000
Fixkosten Geschäftsführung					5.000
Betriebserfolg					8.000

Betrachtet man allerdings die Entstehung der variablen und fixen Kosten je Leistung, erkennt man leicht, dass Leistung 3 höhere variable Kosten aufweist, als sie Umsätze generiert.
Der hieraus ermittelte Deckungsbeitrag 1 ist mit -1.000 € negativ.
Dieser Effekt setzt sich in der nächsten Ebene bei der Ermittlung des Deckungsbeitrags 2 fort, sodass ein Deckungsbeitrag 2 in Höhe von -6.500 € bei Leistung 3 entsteht.
Erst bei der Zusammenführung der Leistungen der Unfallchirurgie (Leistung 3 und Leistung 4) und der nachfolgenden Saldierung der Fixkosten »Fachrichtung«

in Höhe von 3.000 € entsteht wieder ein gemeinsamer positiver Deckungsbeitrag 3 in Höhe von 3.000 €.

Leistung 4 subventioniert also den Deckungsbeitrag von Leistung 3, sodass insgesamt ein positiver Deckungsbeitrag entsteht.

In der Praxis des Ambulanzbetriebs könnte das beispielhaft bedeuten, eine Phimosenoperation würde vielleicht von einer Kniearthroskopie subventioniert. Besonders dramatisch wäre eine derartige Konstellation, wenn unterschiedliche Entscheider diese zu verantworten hätten. Hier wäre zu erwarten, dass Konflikte aus der (u. U. ungewollten) Unterstützung der Nachbarleistung entstehen.

5.6 Gewinnschwellenrechnung

Während die Deckungsbeitragsrechnung sich auf die Analyse der fixen und variablen Kosten konzentriert, kann es für viele Entscheidungen im Ambulanzbetrieb von Interesse sein, ab welcher Leistungsmenge von der Verlustzone in die Gewinnzone gewechselt wird, also ab welchem Punkt die Erlöse die Kosten übersteigen und Gewinn erwirtschaftet wird.

Dieser Übergang wird als Gewinnschwelle oder Break-Even-Point bezeichnet. Mathematisch ist es der Schnittpunkt der Erlös- und der Kostenfunktion.

Für den Break-Even-Point selbst gilt die Gleichheit von Erlösen und Kosten. In diesem Punkt ist der Gewinn also null, da die Erlöse gerade den Kosten entsprechen.

Anhand eines Beispiels soll dies verdeutlicht werden:

Ein Augenarzt überlegt, ob er seinen Patienten eine Individuelle Gesundheitsleistung zur Vorsorge anbieten soll. Von Seiten eines Medizingeräteherstellers liegt ihm ein Angebot in Höhe von 2.400 € Mietkosten pro Jahr für ein spezielles Gerät vor. Für den Materialeinsatz kalkuliert er 10 € je Leistung. Die Leistung soll für 50 € angeboten werden.

Nun möchte der Augenarzt wissen, ab welcher Menge sich das Angebot für ihn lohnt.

Die Erlösfunktion lautet in diesem Fall:

$E(x) = 50x$

Die Kostenfunktion lautet:

$K(x) = 2.400 + 10x$

Der Break-Even-Point als Schnittpunkt wird durch Gleichsetzen der Funktionen ermittelt:

50x = 2.400 + 10x

Für x ergibt sich ein Wert von 60 Leistungen.

Also würde der Arzt ab der 61. Leistung einen Überschuss erzielen und die Gewinnzone erreichen (▶ Abb. 5.8).

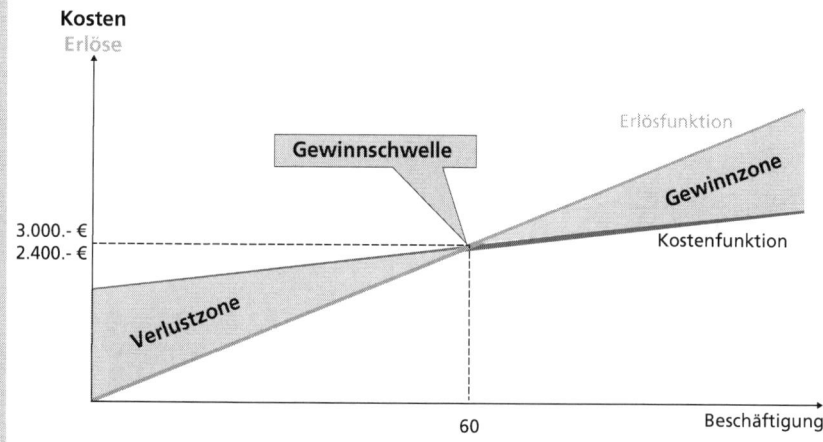

Abb. 5.8: Gewinnschwellenrechnung

Es kann jedoch nicht immer davon ausgegangen werden, dass die Erlös- und/oder die Kostenfunktion einen linearen Charakter haben. Selbstverständlich können sie auch in Form quadratischer, kubischer oder sogar exponentieller Funktionen auftreten. In diesen Fällen existiert dann u. U. nicht nur eine Gewinnschwelle, sondern auch eine Gewinngrenze.

Darüber hinaus ist es denkbar, dass – bedingt durch den funktionalen Verlauf – mehrere Gewinnschwellen und mehrere Gewinngrenzen existieren. Zur Bezeichnung dieser Gewinnschwellen und Gewinngrenzen werden diese der Einfachheit halber durchnummeriert (▶ Abb. 5.9).

Die Nutzung der Deckungsbeitragsrechnung zur Ermittlung der Gewinnschwelle

Neben einer analytischen Betrachtung der Leistungen im Ambulanzbetrieb kann die Deckungsbeitragsrechnung auch zur Ermittlung der Gewinnschwelle genutzt werden.

Wir wissen bereits, dass die Gewinnschwelle angibt, ab welcher Stückzahl (Beschäftigung) der Ambulanzbetrieb von der Verlustzone in die Gewinnzone wechselt. Diese Gewinnschwelle wird auch als Break-Even-Point bezeichnet, der den Schnittpunkt der Erlös- und der Kostenfunktion darstellt. In ihm entsprechen die Erlöse gerade den Kosten, der Gewinn in diesem Schnittpunkt ist also null.

Doch auch diese Betrachtung birgt die Gefahr einer Vermischung variabler (= beschäftigungsabhängiger) und fixer (= beschäftigungsunabhängiger) Kosten.

5 Werkzeuge zur Analyse des Ambulanzgeschehens

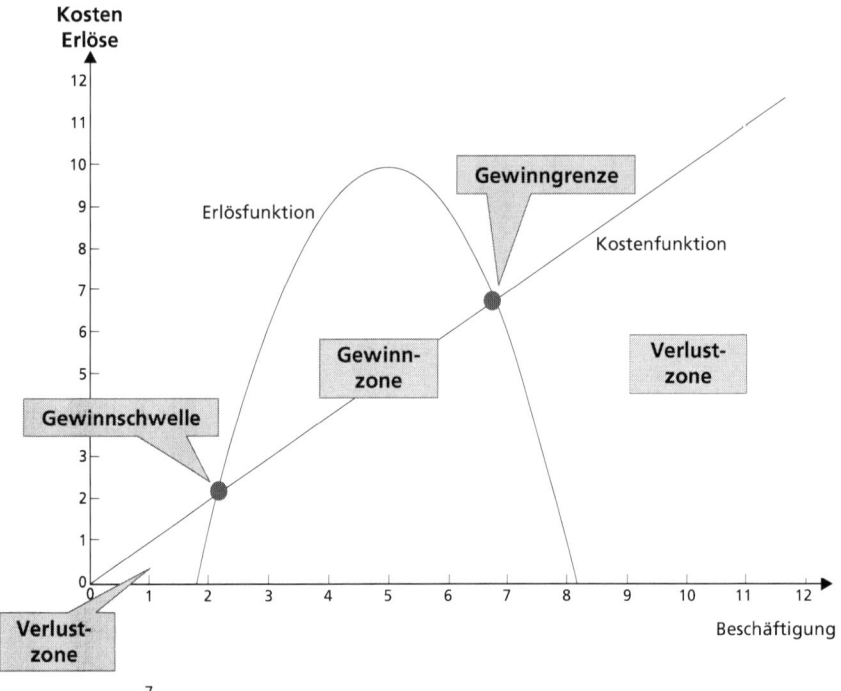

Abb. 5.9: Gewinnzone und Gewinngrenze

Bei einer Nutzung der Deckungsbeitragsrechnung zur Ermittlung der Gewinnschwelle sollte daher eine differenziertere Betrachtung erfolgen.

> **Auch dieser Zusammenhang soll anhand eines Beispiels erläutert werden:**
>
> Ein Augenarzt hat monatliche Fixkosten für ein bestimmtes medizinisch-technisches Gerät in Höhe von 2.400 €. Mit Hilfe dieses Gerätes erbringt er eine spezielle Untersuchung des Auges, bei der zusätzlich 20 € je Behandlungsfall an variablen Kosten entstehen. Da die Leistung nicht von der Gesetzlichen Krankenversicherung finanziert wird, bietet er sie seinen Patienten als Individuelle Gesundheitsleistung zu einem Gesamtbetrag in Höhe von 60 € an.
>
> In unseren bisherigen Betrachtungen hätte der Arzt die sich ergebenden Kosten- und Erlösfunktion ermittelt, um die Menge an monatlichen Leistungen zu ermitteln, bei der er seine Kosten deckt und – bei höherer Leistungsmenge – darüber hinaus Gewinne erzielt.
>
> Die Kostenfunktion hierfür lautet:
>
> $K(x) = 2.400 + 20x$

Die Erlösfunktion lautet:

$E(x) = 60x$

Diese Funktionen wären gleichzusetzen, sodass sich einen Break-Even-Menge von 60 Leistungen und ein Break-Even-Umsatz von 3.600 € ergibt.

Der Arzt müsste also mindestens 60 Leistungen pro Monat erbringen, damit er ab der 61. Leistung die Gewinnzone erreicht.

Betrachten wir dieses vorgenannte Beispiel nun mit Hilfe der Deckungsbeitragsrechnung, so ergibt sich ein Stückdeckungsbeitrag von 40 € je Leistung.

$E - k_v = 60\ € - 20\ € = 40\ €$

Setzen wir hiernach die monatlichen Fixkosten ins Verhältnis zum Stückdeckungsbeitrag, erhalten wir ebenfalls die Menge von 60 Leistungen.

$$x = \frac{2.400\ €}{40\ €} = 60$$

5.7 Analyse der Erlössituation durch die Break-Even-Analyse

5.7.1 Grundlegende Analyse von Umsatz und Menge

Bei den grundlegenden Betrachtungen der Kosten- und Leistungsrechnung wird häufig ein Gewinn oder Verlust mit Hilfe der Differenz aus Erlösen und Kosten ermittelt. Dies ist eine sehr vereinfachte Betrachtung, die in der Regel auch zu einem entsprechenden Ergebnis führt. Allerdings unterstellt sie, dass sich fixe und variable Kosten immer im gleichen Verhältnis entwickeln. Hiervon kann in der Realität jedoch nicht ausgegangen werden. Bereits mehrfach wurde darauf hingewiesen, dass sich variable Kosten beschäftigungsabhängig, fixe Kosten beschäftigungsunabhängig entwickeln. Mit Hilfe der Break-Even-Analyse wird zwar ebenfalls der Zusammenhang zwischen Erlösen und Kosten zur Abbildung von Gewinn und Verlust dargestellt, allerdings erfolgt eine Differenzierung nach fixen und variablen Kosten. Im einfachsten Fall hatten wir hierfür bisher eine entsprechende Kostenfunktion und eine Erlösfunktion formuliert und dann den Schnittpunkt der beiden Funktionen ermittelt (▶ Abb. 5.10).

Break-Even-Umsatz und Break-Even-Menge ermöglichen eine tiefergehende Analyse der Kosten und Erlöse. Hierfür soll zunächst die Herleitung der Break-Even-Menge über den Quotienten aus fixen Kosten und Stückdeckungsbeitrag um einen Schritt erweitert werden.

5 Werkzeuge zur Analyse des Ambulanzgeschehens

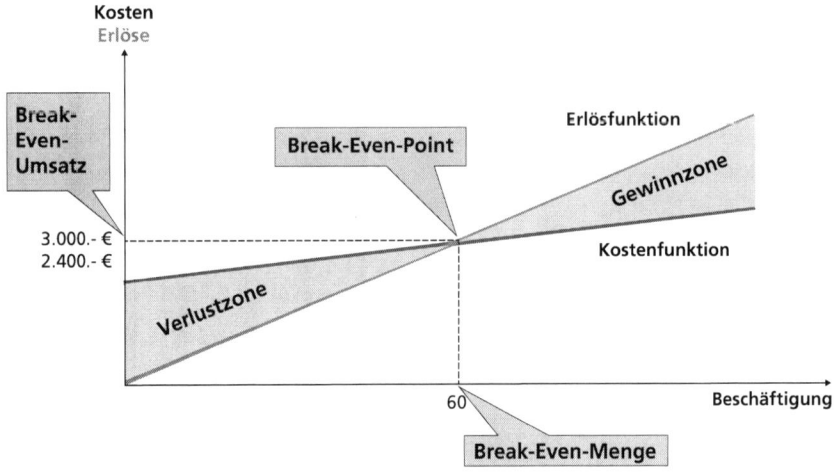

Abb. 5.10: Schematische Darstellung des Break-Even-Points

$$E_0 = e * x_0 = e * \frac{K_f}{db} = e * \frac{K_f}{e - k_v} = \frac{K_f}{(e - k_v) * \frac{1}{e}} = \frac{K_f}{\frac{e}{e} - \frac{k_v}{e}} = \frac{K_f}{1 - \frac{k_v}{e}}$$

- E_0 Erlös im Break-Even-Point
- e   Stückerlös
- x_0 Menge im Break-Even-Point
- K_f fixe Gesamtkosten
- db   Stückdeckungsbeitrag
- k_v variable Stückkosten

Da im Zähler dieser Formel vom Wert 1 das Verhältnis aus variablen Stückkosten $\left(\frac{k_v}{e}\right)$ und Stückerlösen abgezogen wird, kann dies auch durch das Verhältnis aus variablen Gesamtkosten und Gesamterlösen ersetzt werden $\left(\frac{K_v}{E}\right)$.

Man erhält dann für die rechnerische Darstellung des Break-Even-Umsatzes folgende Formel:

$$\text{Break-Even-Umsatz} = \frac{K_f}{1 - \frac{K_v}{E}}$$

Auch die Break-Even-Beschäftigung kann hierüber ermittelt werden:

$$\text{Break-Even-Beschäftigung} = \frac{\text{Break-Even-Umsatz}}{\text{Summe der Erlöse}} * 100$$

5.7 Analyse der Erlössituation durch die Break-Even-Analyse

Mit Hilfe eines Beispiels soll dieser Zusammenhang sowohl rechnerisch als auch grafisch aufgezeigt werden:

In einer privatärztlichen Praxis geht der Praxisinhaber bezüglich einer bestimmten Individuellen Gesundheitsleistung von Planerlösen in Höhe von 50.000 € pro Jahr aus. Die variablen Gesamtkosten betragen 30.000 € und fixe Gesamtkosten 15.000.- €.

Nach den o. g. Formeln ergeben sich folgender Break-Even-Umsatz und folgende Break-Even-Beschäftigung:

$$\text{Break-Even-Umsatz} = \frac{15.000\ \text{€}}{1 - \frac{30.000\ \text{€}}{50.000\ \text{€}}} = 37.500\ \text{€}$$

Ab einem Umsatz in Höhe von 37.500 € wird Gewinn erzielt.
Die Break-Even-Beschäftigung ergibt sich wie folgt:

$$\text{Break-Even-Beschäftigung} = \frac{37.500\ \text{€}}{50.000\ \text{€}} * 100 = 75\ \%$$

Der Prozentwert in Höhe von 75 % bedeutet, dass der Break-Even-Point bei 75 % der maximalen Beschäftigung (100 %) erreicht wird (▶ Abb. 5.11, ▶ Abb. 5.12).

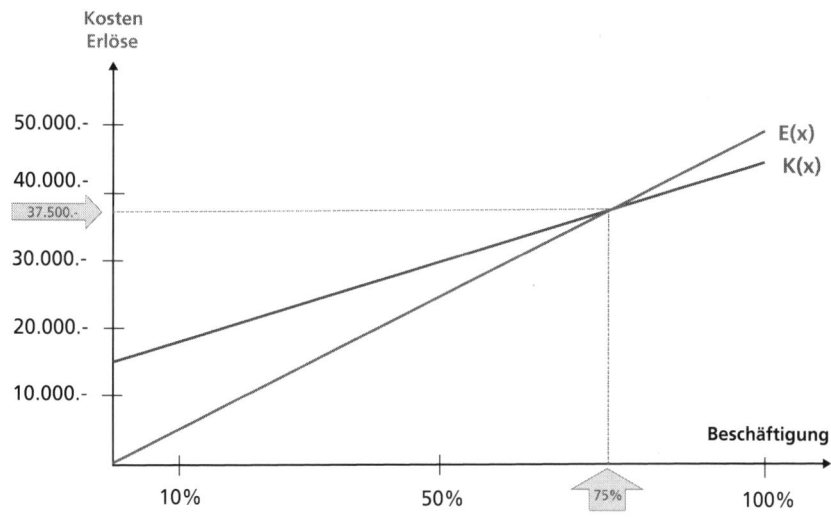

Abb. 5.11: Beispiel Break-Even-Beschäftigung

5.7.2 Veränderung des Break-Even-Umsatzes und der Break-Even-Menge durch Variation der Eingangsparameter

In der praktischen Anwendung des Ambulanzbetriebs stellt die Variation der Eingangsparameter eine wesentliche Stellgröße dar. Bekannt ist beispielsweise die Substitution von fixen Kosten durch variable Kostenanteile. In der Praxis wäre dies mit einem Austausch von festangestelltem Personal durch eingekaufte Dienstleistungen (Leiharbeiter) gleichzusetzen. Exemplarisch sei hier die Reinigung des Ambulanzbetriebs genannt. Auf diese Weise erhoffen sich die Entscheider eine Verbesserung der Situation im Rahmen des Break-Even-Points.

Zur Veranschaulichung soll auch diese Variation der vorgenannten Betrachtung dargestellt und erläutert werden:

Wir gehen hierbei von der o. g. Konstellation aus:

Erlöse	50.000 €
Variable Gesamtkosten	30.000 €
Fixe Gesamtkosten	15.000 €
Geplante Leistungen	100

Hieraus ergeben sich

- ein Stückerlös in Höhe von   500 €,
- variable Stückkosten in Höhe von   300 € und
- fixe Durchschnittskosten in Höhe von 150 €.

Nun werden

- die fixen Kosten von 15.000 € auf 12.500 € gesenkt und
- die variablen Kosten von 30.000 € auf 31.500 € angehoben, da durch geringere Lohnnebenkosten voraussichtlich geringere Kosten für den Zukauf von Personal entstehen.

$$\text{Break-Even-Umsatz} = \frac{12.500\ \text{€}}{1 - \frac{31.500\ \text{€}}{50.000\ \text{€}}} = 35.784\ \text{€ (gerundet)}$$

$$\text{Break-Even-Beschäftigungsgrad} = \frac{33.784\ \text{€}}{50.000\ \text{€}} * 100 = 68\ \%\ \text{(gerundet)}$$

5.7 Analyse der Erlössituation durch die Break-Even-Analyse

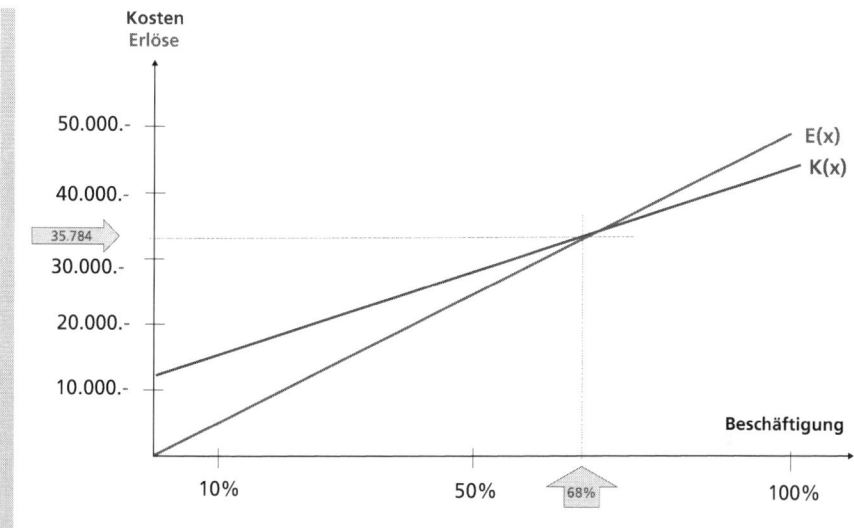

Abb. 5.12: Variation des Beispiels Break-Even-Beschäftigung

Berechnung und grafische Darstellung zeigen, dass bei einer Senkung der fixen und einer Anhebung der variablen Kosten der Break-Even-Point früher erreicht wird. Die Substitution wäre also von Vorteil.

5.7.3 Erweiterung der Break-Even-Analyse durch spezielle Kennzahlen

Die alleinige Betrachtung des Verhaltens eines Break-Even-Points bei Variation der Kosten bzw. der Erlöse genügt der Analyse der Strukturen im Ambulanzbetrieb nicht in allen Fällen. Häufig muss diese Analyse erweitert werden. Hierfür bieten sich weiterführende Kennzahlen wie Cash Point, Sicherheitskoeffizient und Kapazitätsgrad an.

Cash Point (x_c)

Der Cash Point ermittelt die Beschäftigung, die zur Sicherung bzw. Deckung der Liquidität und der Ausgaben erforderlich ist. Hierbei werden nur zahlungswirksame Ausgaben betrachtet. Abschreibungen werden also beispielsweise nicht berücksichtigt, da sie lediglich buchhalterisch erfasst werden und zu keiner Ausgabe führen.

Die hierfür erforderliche Formel lautet:

$$x_c = \frac{K_f - AfA}{e - k_v}$$

K_f fixe Gesamtkosten
AfA   Absetzung für Abnutzung (Kosten der Abschreibungen)

e   Stückerlös
k_v variable Stückkosten

Sicherheitskoeffizient (s)

Der Sicherheitskoeffizient stellt ein Risikomaß dar, welches zum Ausdruck bringt, wie stark die Beschäftigung sinken darf, bevor der Break-Even-Point unterschritten wird.

Die Formel für den Sicherheitskoeffizienten lautet:

$$s = \frac{x_p - x_{BEP}}{x_p}$$

x_p geplante Beschäftigung
x_{BEP} Beschäftigung im Break-Even-Point

Kapazitätsgrad (KG)

Der Kapazitätsgrad schließlich bringt zum Ausdruck, wie oft die fixen Kosten durch den Deckungsbeitrag gedeckt werden.

Das Ergebnis sollte sich auf einen Wert größer 1,0 belaufen, da dann die fixen Kosten »mehrfach« durch den Deckungsbeitrag gedeckt werden.

Ein Ergebnis unter 1,0 wäre mit einer Unterdeckung gleichzusetzen.

Der exakte Wert 1,0 steht für eine Entsprechung des Deckungsbeitrags und der fixen Kosten.

Die Formel für den Kapazitätsgrad lautet:

$$KG = \frac{db * x_p}{K_f}$$

db   Stückdeckungsbeitrag
x_p geplante Beschäftigung
K_f fixe Gesamtkosten

> **Aufbauend auf dem vorherigen Beispiel der privatärztlichen Praxis sollen auch diese Zusammenhänge erläutert werden:**

Erlöse	50.000.- €
Variable Gesamtkosten	30.000.- €
Fixe Gesamtkosten	15.000.- €
Stückerlös	500.- €
Variable Stückkosten	300.- €

Fixe Durchschnittskosten	150.- €
Abschreibungen	1.000.- €
Anzahl geplante Leistungen (Planbeschäftigung)	100

Ermittlung des Cash Points:

$$x_c = \frac{15.000\ € - 1.000\ €}{500\ € - 300\ €} = 70\ \text{Stück}$$

Es werden 70 Stück (= 70 %) der geplanten Individuellen Gesundheitsleistung in Höhe von 100 Stück benötigt, um die zahlungswirksamen Ausgaben zu decken.

Ermittlung des Sicherheitskoeffizienten:

$$s = \frac{1.000 - 750}{100} = 0,25$$

Die Beschäftigung kann um 0,25 (= 25 %) »nach unten« von der Planbeschäftigung in Höhe von 100 Stück abweichen, bevor der Break-Even-Point unterschritten wird.

Ermittlung des Kapazitätsgrads:

$$KG = \frac{(500\ € - 300\ €) * 100}{15.000\ €} = 1,33$$

Die fixen Gesamtkosten in Höhe von 15.000 € können durch einen Stückdeckungsbeitrag in Höhe von 200 € und eine geplante Beschäftigung in Höhe von 100 Stück bzw. durch einen Gesamtbedeckungsbeitrag in Höhe von 20.000 € 1,33-mal gedeckt werden.

5.8 Portfolioanalyse zur Unterstützung strategischer Entscheidungen

5.8.1 Definition und Ziel des Portfolios

Für strategische Entscheidungen im Ambulanzbetrieb kann es sehr wichtig sein, die Zusammensetzung der eigenen angebotenen Gesundheitsleistungen genauer zu betrachten. Die Mischung der Gesundheitsleistungen bezeichnet man als Portfolio. Die Kernaussage des Portfolios besteht in der Beantwortung der Frage, mit welcher

Mischung an Produkten oder Dienstleistungen der Ambulanzbetrieb unter Berücksichtigung von Marktwachstum und Marktanteil überlebensfähig ist. Es geht also um die Zusammensetzung des Angebots.

Der Begriff des Portfolios setzt sich aus zwei lateinischen Begriffen zusammen. Lateinisch *portare* (»tragen«) und *folium* (»Blatt«) bedeuten im übertragenen Sinne die Zusammensetzung von Objekten eines bestimmten Typs. So wie Kinder in einer Kindertagesstätte, die anhand des Portfolios bzw. der Portfoliomappe eine Mischung ihrer erworbenen Kenntnisse und Fertigkeiten darstellen, versucht das Unternehmen, anhand seines Portfolios strategische Entscheidungen zu fällen, indem es ein Beschreibungsmittel für die Zusammensetzung der angebotenen Leistungen nutzt. Die ursprüngliche Bedeutung des Portfolios stammt aus dem Mittelalter. Die Wertpapierhändler hatten zu dieser Zeit eine Tasche, in die sie ihre Wertpapiere (die Schuldverschreibungen ihrer Kunden) einsortierten. Diese Portfoliomappe stellte also Wertbriefe seines Trägers dar.

In der modernen Betriebswirtschaftslehre wird das Portfolio dafür genutzt, eine Matrix für das Unternehmen zu entwickeln, aus der einerseits Faktoren, die das Unternehmen direkt beeinflussen kann, und andererseits solche, die das Unternehmen nur indirekt beeinflussen kann, abgebildet werden. Dementsprechend kann der Ambulanzbetrieb zwar das Angebot seiner Gesundheitsleistungen beeinflussen, aber nicht die Bewegung des Gesundheitsmarktes.

5.8.2 Aufbau des Portfolios

Die bekannteste Form des Portfolios stellt das Marktwachstums-Marktanteils-Portfolio der Boston-Consulting-Group dar. In ihm erfolgt eine zweidimensionale Darstellung einerseits des Marktwachstums, andererseits des (relativen) Marktanteils der einzelnen Produkte.

Je nach dem Standpunkt des Produktes innerhalb der Portfoliomatrix, erfolgt die Bezeichnung der Produkte. Unterschieden werden Stars, Cashcows, Question Marks und Dogs (▶ Abb. 5.13).

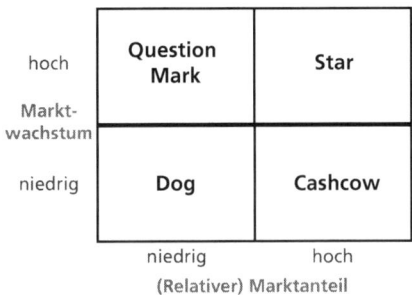

Abb. 5.13: Schematische Darstellung des Portfolios

Über die eigentliche Position des Produktes oder der Dienstleistung innerhalb der Portfoliomatrix kann es sich als sinnvoll erweisen, die einzelnen Produkte

5.8 Portfolioanalyse zur Unterstützung strategischer Entscheidungen

beispielsweise im Sinne der Umsatzdarstellung zu kennzeichnen. Dies kann mit Hilfe von Umsatzkreisen erfolgen, bei denen ein größerer Umsatz einen Kreis mit einem größeren Radius darstellt, ein kleinerer Umsatz einen Kreis mit einem kleineren Radius. Im nachfolgend dargestellten Beispiel werden ambulante Operationen des EBM anhand der Gebührenordnungsposition veranschaulicht (▸ Abb. 5.14).

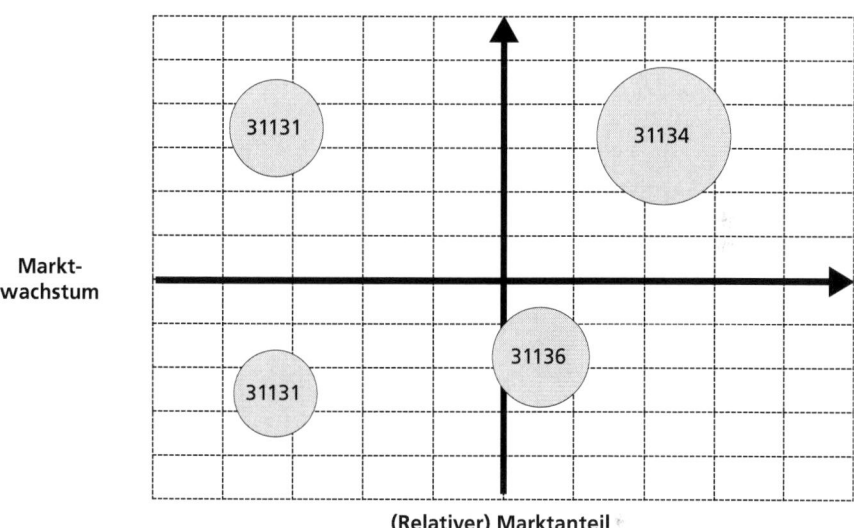

Abb. 5.14: Anwendung der Portfolio-Darstellung

Doch nicht allein die rein optische Darstellung innerhalb einer Portfoliomatrix kann sinnvoll für die Zwecke des Ambulanzbetriebs sein. Darüber hinaus besteht die Möglichkeit, beispielsweise anhand gegebener Umsatz- und Marktanteile die Position der einzelnen Produkte zu ermitteln.

Dies soll mit Hilfe des nachfolgenden Beispiels verdeutlicht werden

Ein privat geführtes MVZ der Augenheilkunde hat im Basisjahr einen Gesamtumsatz von 5,3 Mio. €, der sich auf 3,8 Mio. € für Laser-Operationen und 1,5 Mio. € für Kontaktlinsen beläuft.

Nach Meinung eines Forschungsinstituts könnte der Gesamtumsatz des Marktes bei Laser-Operationen im Folgejahr 40,0 Mio. € und 5,0 Mio. € bei Kontaktlinsen betragen.

Das Marktwachstum wird mit 10 % für die Laser-Operationen und 15 % für die Kontaktlinsen geschätzt.

Darüber hinaus ist bekannt, dass die zwei größten Wettbewerber bei den Laser-Operationen 15,0 Mio. € Umsatz und die vier größten Wettbewerber bei den Kontaktlinsen zusammen 2,8 Mio. € Umsatz erzielten.

Wie hoch sind die absoluten und relativen Marktanteile und wie können diese grafisch dargestellt werden (▶ Abb. 5.15)?

$$\text{Marktanteil} = \frac{\text{Eigener Umsatz}}{\text{Gesamtumsatz am Markt}} * 100$$

$$\text{Marktanteil (LaserOP)} = \frac{3{,}8 \text{ Mio. €}}{40{,}0 \text{ Mio. €}} * 100 = 9{,}5\,\%$$

$$\text{Marktanteil (Kontaktlinsen)} = \frac{1{,}5 \text{ Mio. €}}{5{,}0 \text{ Mio. €}} * 100 = 30{,}0\,\%$$

$$\text{Relativer Anteil} = \frac{\text{Absoluter Marktanteil}}{\text{Absoluter Marktanteil des bzw. der größten Wettbewerber}} * 100$$

$$\text{Relativer Anteil (LaserOP)} = \frac{9{,}5\,\%}{37{,}5\,\%} * 100 = 25{,}3\,\%$$

$$\text{Relativer Anteil (Kontaktlinsen)} = \frac{30{,}0\,\%}{56{,}0\,\%} * 100 = 53{,}6\,\%$$

Nebenrechnungen:

$$\text{Marktanteil Wettbewerb (LaserOP)} = \frac{15{,}0 \text{ Mio. €}}{40{,}0 \text{ Mio. €}} * 100 = 37{,}5\,\%$$

$$\text{Marktanteil Wettbewerb (Kontaktlinsen)} = \frac{2{,}8 \text{ Mio. €}}{5{,}0 \text{ Mio. €}} * 100 = 56{,}0\,\%$$

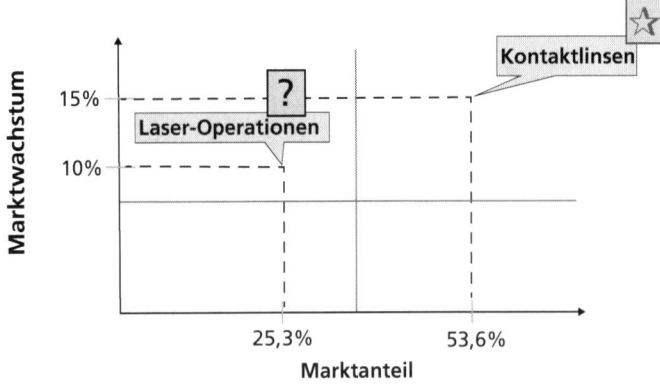

Abb. 5.15: Darstellung der Beispielwerte (Kolb 2020, S. 54)

5.9 Forderungsmanagement zur Sicherung der Liquidität im Ambulanzbetrieb

5.9.1 Beweggründe eines konsequenten Forderungsmanagements

Vor dem Hintergrund der Kreditvergaben und deren Absicherung (z. B. Basel I, II, III) oder der existenzsichernden Bedrohung durch nicht zahlende Selbstzahler und unversicherte Patienten dient das Forderungsmanagement primär der Liquiditätssicherung des Ambulanzbetriebs. Mit Hilfe seiner Informationen soll versucht werden, die Kennzahlen zur Kapitalstruktur zu optimieren. Im Verhältnis zum Patienten soll vermieden werden, Fristversäumnisse zu begehen. Mittlerweile stellen auch im ambulanten Sektor die Anmeldung bzw. Geltendmachung von Forderungen im außergerichtlichen oder gerichtlichen Verfahren einen großen Teil der betrieblichen Verwaltungstätigkeiten dar. Flankiert durch die steigende Zahl von Verbraucherinsolvenzen und die teilweise anzutreffende Einschätzung, bei der Nichtzahlung einer Arztrechnung handele es sich um ein »Kavaliersdelikt«, ist es auch im Ambulanzbetrieb erforderlich, ein starkes Augenmerk auf das Forderungsmanagement zu legen.

Hierbei werden Aspekte unterschiedlichster Art betrachtet. Im Einzelnen widmet sich das Forderungsmanagement folgenden Aspekten:

- der Rechnungsstellung,
- den kreditorischen und debitorischen Zahlungsbedingungen,
- den Zahlungsläufen und Zahlungen,
- den Schnittstellen und EDV-technischen Hilfsmitteln.

5.9.2 Kennzahlen des Forderungsmanagements

In wohl keinem Bereich der Ökonomie existieren mehr Kennzahlen als im Forderungsmanagement. Traditionell beginnt der Kaufmann mit einer differenzierteren Betrachtung, wenn er seine Liquidität bedroht sieht. So verwundert es nur wenig, dass unzählige Veröffentlichungen zu einer großen Menge von Kennzahlen führen. Die Analyse relevanter Kennzahlen für den Ambulanzbetrieb wird u. U. ein begleitender Steuerberater oder eine Controlling-Abteilung des übergeordneten Unternehmens durchführen. Es sollen daher lediglich exemplarisch einige mögliche Kennzahlen des Forderungsmanagements dargestellt werden:

$$\text{Zielinanspruchnahme (Debitoren)} = \frac{\varnothing \text{ Debitorenbestand} * 360 \text{ Tage}}{\text{Jahresumsatz (Debitoren)}}$$

Die Zielanspruchnahme (Debitoren) gibt an, wie viel Zeit sich die Debitoren – also die Schuldner des Gesundheitsbetriebs – im Durchschnitt zur Begleichung von

Forderungen nehmen. So ergäbe sich aus einem durchschnittlichen Debitorenbestand in Höhe von 5.000 € und einem debitorischen Jahresumsatz in Höhe von 50.000 € eine Zielinanspruchnahme von 36 Tagen:

$$\text{Zielinanspruchnahme (Debitoren)} = \frac{5.000\ € * 360\ \text{Tage}}{50.000\ €} = 36\ \text{Tage}$$

Bei der Ermittlung der Forderungsstruktur können unterschiedliche Blickwinkel eingenommen werden. Die Forderungsstruktur in Bezug auf die Forderungen unter 30 Tagen Fälligkeit kann mit der Hilfe der nachfolgenden Formel ermittelt werden.

$$\text{Forderungsquote}\ (\leq 30\ \text{Tage}) = \frac{\text{Forderungen} \leq 30\ \text{Tage}}{\Sigma\ \text{Forderungen}} * 100$$

Außenstehende Forderungen bis zu einer Laufzeit von 30 Tagen in Höhe von 10.000 € bei Gesamtforderungen in Höhe von 100.000 € ergäben somit einen prozentualen Anteil von 10 %:

$$\text{Forderungsquote}\ (\leq 30\ \text{Tage}) = \frac{10.000\ € * 100}{100.000\ €} = 10\,\%$$

Handelt es sich bei dem Ambulanzbetrieb um ein Krankenhaus und erbringt dieses ambulante Operationen nach § 115b SGB V, sind die hieraus resultierenden Forderungen direkt gegenüber der jeweiligen Krankenkasse des Patienten geltend zu machen. Von Interesse kann daher der Anteil der Forderungen gegenüber Sozialleistungsträgern (SLT) sein:

$$\text{Forderungsquote (SLT)} = \frac{\text{Forderungen an Sozialleistungsträger}}{\Sigma\ \text{Forderungen}} * 100$$

Außenstehende Forderungen gegenüber Sozialleistungsträgern in Höhe von 100.000 € bei Gesamtforderungen in Höhe von 500.000 € ergäben somit einen prozentualen Anteil von 20 %:

$$\text{Forderungsquote (SLT)} = \frac{100.000\ €}{500.000\ €} * 100 = 20\,\%$$

Die Forderungsstruktur in Bezug auf sämtliche Forderungen gegenüber Patienten kann hingegen mit Hilfe der nachfolgenden Formel ermittelt werden:

$$\text{Forderungsquote (Patienten)} = \frac{\text{Forderungen an Patienten}}{\Sigma\ \text{Forderungen}} * 100$$

Außenstehende Forderungen gegenüber Patienten in Höhe von 5.000 € bei Gesamtforderungen in Höhe von 100.000 € ergäben somit einen prozentualen Anteil von 5 %:

$$\text{Forderungsquote (Patienten)} = \frac{5.000\ \euro * 100}{100.000\ \euro} = 5\%$$

Ähnlich verhält es sich bei der Betrachtung der Abschreibung (auch: Absetzung für Abnutzung, kurz AfA). Soll der Anteil sämtlicher Abschreibungen in Bezug auf die Summe aller Forderungen ermittelt werden, kann diese mit Hilfe der nachfolgenden Formel errechnet werden:

$$\text{Abschreibungsquote} = \frac{\text{Abschreibungen auf Forderungen}}{\Sigma\ \text{Forderungen}} * 100$$

Abschreibungen in Höhe von 2.500 € bei Gesamtforderungen in Höhe von 100.000 € ergäben eine Abschreibungsquote in Höhe von 2,5 %. Diese Quote wird im Gesundheitsbetrieb u.U. als uneinbringlich verbucht werden, da Patienten der Zahlungsaufforderung nicht nachkommen:

$$\text{Abschreibungsquote} = \frac{2.500\ \euro}{100.000\ \euro} * 100 = 2,5\%$$

Möchte man stattdessen analysieren, welchen Anteil die Abschreibungen auf Forderungen (AaF) an allen Abschreibungen (also z. B. auch an den Abschreibungen für Abnutzung) besitzen, kann dies in analoger Weise erfolgen:

$$\text{Anteil (AaF an Abschreibungen)} = \frac{\text{Abschreibungen auf Forderungen}}{\Sigma\ \text{Abschreibungen}} * 100$$

Bei Abschreibungen auf Forderungen in Höhe von 2.500 € und einem Gesamtbetrag an Abschreibungen in Höhe von 10.000 € ergäbe sich eine Abschreibungsquote in Höhe von 25 %:

$$\frac{\text{Anteil der Abschreibungen auf Forderungen}}{\text{an der Gesamtsumme der Abschreibungen}} = \frac{2.500\ \euro}{10.000\ \euro} * 100 = 25\%$$

5.9.3 Working Capital

Die Betrachtung des Working Capitals stellt auch im Ambulanzbetrieb eine geeignete Form der Analyse des Forderungsmanagements dar.

Der Working-Capital-Zyklus (▶ Abb. 5.16) betrachtet die Zeitspanne zwischen dem Zahlungsmittelabfluss in der Ambulanz und dem nachfolgenden Zahlungsmittelzufluss. Der Working-Capital-Zyklus im Ambulanzbetrieb setzt sich aus der Summe der Behandlungszeit des Patienten, der Erstellung einer Rechnung und der eigentlichen Forderungsrealisation zusammen. Nicht selten erreicht er durch externe Faktoren einen Wert von 30 und mehr Tagen. Doch auch wenn diese Frist in Teilen erklärbar ist, verbleiben Elemente, die auf ein Tätigwerden bzw. Nichttätigwerden im Ambulanzbetrieb zurückzuführen sind. Oft erfolgt eine viel zu späte Fakturierung bei Selbstzahlern und Privatpatienten, sodass bereits vor Erstellung einer Patientenrechnung wertvolle Zeit vergeht. Aktuell kann davon ausgegangen werden, dass die meisten Ambulanzbetriebe diesem Thema kaum Beachtung schenken, da sie die Höhe der offenen Forderungen nicht erheben bzw. viel zu gering einschätzen. Unter Umständen erfolgt die Ermittlung entsprechender Kennzahlen erst bei einem Wechsel des Managements oder im Rahmen einer Jahresabschlussprüfung. Die klassische Ermittlung der sogenannten Days of Working Capital bildet die Tage ab, die sich aus der Summe der verausgabten Forderungen für die Beschaffungen und Forderungen gegenüber Patienten abzüglich der Laufzeit der Verbindlichkeiten ergeben (Kolb 2020, S. 127). Die Kennzahl »Days of Working Capital« setzt sich aus drei Unterkennzahlen zusammen, die mathematisch miteinander verknüpft werden:

- Vorratsreichweite – englisch: Days Inventory Held (DIH)
  Die Vorratsreichweite (DIH) gibt das Verhältnis der Aufwendungen für Vorräte zum Umsatz des Gesundheitsbetriebs an.
- Forderungslaufzeit – englisch: Days Sales Outstanding (DSO)
  Die Forderungslaufzeit (DSO) setzt die Forderungen aus Lieferungen und Leistungen (LuL) in das Verhältnis zu Umsatz des Gesundheitsbetriebs.
- Verbindlichkeitslaufzeit – englisch: Days Payables Outstanding (DPO)
  Die Verbindlichkeitslaufzeit verdeutlicht das Verhältnis der Zahlungsverpflichtungen des Ambulanzbetriebs (Verbindlichkeiten) zum Umsatz des Gesundheitsbetriebs.

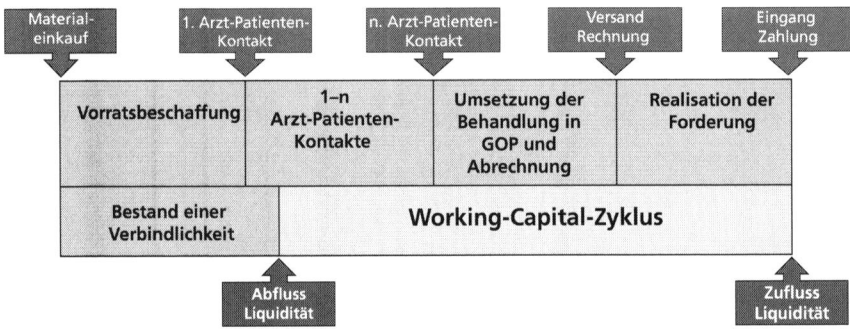

Abb. 5.16: Days-of-Working-Capital-Zyklus im Ambulanzbetrieb (in Anlehnung an Horvath und Gleich 2015)

Das sich aus den drei Unterkennzahlen jeweils ergebende Verhältnis wird mit den Tagen des Jahres multipliziert, sodass sich in der Verknüpfung eine Gesamtzahl an Tagen ergibt, die die Dauer von der ersten Verausgabung der finanziellen Mittel (Abfluss) bis zu deren Rückfluss, ermäßigt um die eigenen Verbindlichkeiten (also negative Forderungen) ausdrückt (Days of Working Capital):

$$\text{Vorratsreichweite} = \frac{\text{Vorräte} * 365}{\text{Umsatz}}$$

$$+ \text{ Forderungslaufzeit} = \frac{\text{Forderungen aus LuL} * 365}{\text{Umsatz}}$$

$$- \text{ Verbindlichkeitslaufzeit} = \frac{\text{Verbindlichkeiten aus LuL} * 365}{\text{Umsatz}}$$

$$= \text{Days of Working Capital}$$

Anhand eines Beispiels aus einer vertragsärztlichen Praxis soll der Zusammenhang erläutert werden:

Umsatz	500.000 €
Forderungen	50.000 €
Vorräte	7.500 €
Verbindlichkeiten	5.000 €

$$\text{Vorratsreichweite} = \frac{7.500\ € * 365}{500.000\ €} = 5{,}48\ \text{Tage}$$

$$+ \text{ Forderungslaufzeit} = \frac{50.000\ € * 365}{500.000\ €} = 36{,}5\ \text{Tage}$$

$$- \text{ Verbindlichkeitsreichweite} = \frac{5.000\ € * 365}{500.000\ €} = 3{,}65\ \text{Tage}$$

$$= \text{Days of Working Capital} = 38{,}33\ \text{Tage}$$

Die Refinanzierung der verausgabten Mittel dauert also fast 40 Tage.

5.9.4 Erweiterte Analyse des Forderungsprozesses im Ambulanzbetrieb

Der Prozess des Controllings von Forderungen im Ambulanzbetrieb ist geprägt durch zahlreiche Entscheidungsstufen. Nach der Beendigung der Patientenbehandlung, die aus mehreren Arzt-Patienten-Kontakten in einem längeren Zeitraum bestehen kann, ist der Fall zunächst in die relevanten Abrechnungsziffern (i. d. R. GOÄ) zu überführen und hiernach eine Rechnung an den Patienten zu senden. Dieser prüft die erhaltene Rechnung, reicht sie in der Regel zunächst bei seiner privaten Krankenversicherung und/oder seiner Beihilfestelle ein und begleicht die Forderung erst nach Erhalt der Erstattung (▶ Abb. 5.17).

5 Werkzeuge zur Analyse des Ambulanzgeschehens

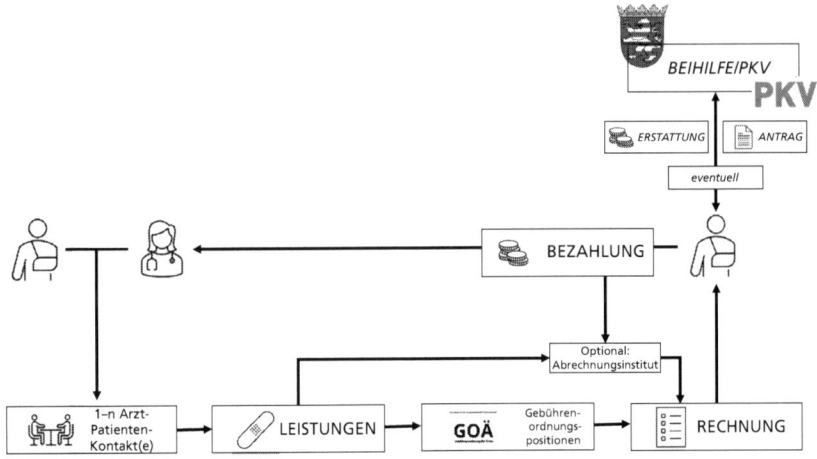

Abb. 5.17: Prozessablauf von der Patientenbehandlung zur Rechnungsstellung

Das Controlling des Forderungsmanagements im Ambulanzbetrieb muss ein besonderes Augenmerk auf diesen Zeitraum legen, denn jede Verzögerung bedeutet eine Belastung der Liquidität. Die Zeitspanne vom Abschluss der Behandlung bis zur Abrechnung kann vom Ambulanzbetrieb beeinflusst werden. Sie wird nicht selten durch mühselige und zeitaufwendige Diskussionen mit dem Patienten oder seiner privaten Krankenversicherung noch verlängert.

Zur Beobachtung des beschriebenen Teilprozesses bieten sich daher Kennzahlen zur Ermittlung der durchschnittliche Bearbeitungstage der Forderung an.

Dies könnten beispielsweise folgende Zeitabschnitte sein (▶ Tab. 5.7):

- Die Dauer vom Beginn bis zum Ende der Behandlung.
- Die Dauer vom Ende der Behandlung bis zur Erstellung/zum Versand der Rechnung.
- Die Dauer vom Eingang der Rechnung beim Patienten bis zur Begleichung des Rechnungsbetrages.

Tab. 5.7: Mögliche Fristenkontrolle im Ambulanzbetrieb

Fall	Behandlung		Dauer 1	Rechnungsversand	Dauer 2	Geldeingang	Dauer 3
	Beginn	Ende					
1	01.10.2023	07.10.2023	7	10.10.2023	3	10.12.2023	61
2	01.10.2023	05.10.2023	5	07.10.2023	2	01.11.2023	24
...	...	...	...	...	...	...	...
Mittelwerte			6		2,5		42,5

5.10 Plankostenrechnung im Ambulanzbetrieb

5.10.1 Wesen und Aufgabe

Eines der Ziele des Ambulanzcontrollings besteht darin, das Management des Ambulanzbetriebs in die Lage zu versetzen, sachgerechte und zukunftsorientierte Entscheidungen zu fällen. Würde man für diese Zwecke auf Daten der Vergangenheit aufbauen, wäre die Entscheidung erst möglich, wenn die Daten (der Vergangenheit) vorliegen. Diese eher unlogische Konstellation führt dazu, dass Kostenrechnungssysteme auf Basis von Istkosten für diesen Zweck nicht geeignet sind. Während die Istkostenrechnung für die Zwecke der Nachkalkulation oder die Durchführung von Vergleichen gut geeignet ist, besitzt sie keinen Mehrwert für zukunftsorientierte Planungsentscheidungen.

Plankostenrechnungen müssen stets eine Zukunftsorientierung haben. Mit ihrer Hilfe wird es dem Management ermöglicht, Entscheidungen zur Unternehmenssteuerung zu fällen oder Prognosen und Alternativenberechnungen durchzuführen.

Die Plankostenrechnungssysteme werden nach starrer und flexibler Plankostenrechnung unterschieden. Starr oder flexibel bezieht sich in diesem Zusammenhang auf die Berücksichtigung des Beschäftigungsgrades (▶ Abb. 5.18):

- Wird die Plankostenrechnung allein auf Basis eines einzigen Beschäftigungsgrades durchgeführt, spricht man von starrer Plankostenrechnung.
- Erfolgt sie auf Basis verschiedener Beschäftigungsgrade, so handelt es sich um die flexible Plankostenrechnung.
  Innerhalb der flexiblen Plankostenrechnung besteht darüber hinaus die Möglichkeit, auf Basis von Vollkosten oder von Teilkosten zu kalkulieren. Die flexible Plankostenrechnung auf Teilkostenbasis ist auch bekannt als Grenzplankostenrechnung.

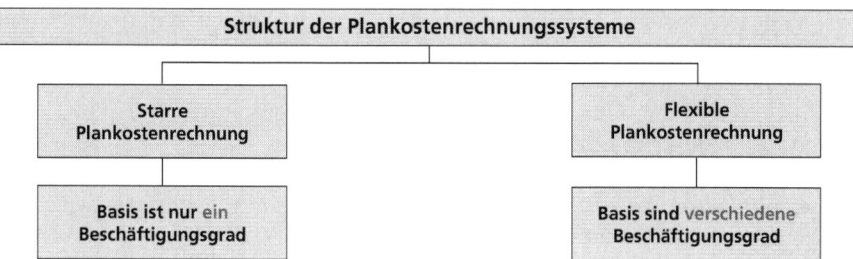

Abb. 5.18: Struktur der Plankostenrechnungs-Systeme (in Anlehnung an Kolb 2018, S. 176)

5.10.2 Starre Plankostenrechnung

Die starre Plankostenrechnung berücksichtigt lediglich einen einzigen Beschäftigungsgrad. Sie geht also davon aus, dass sich die erstellte Leistungsmenge nicht verändert. Bereits aus dieser Annahme resultiert ein möglicher Fehler: Sofern sich die Planbeschäftigung und die spätere Istbeschäftigung unterscheiden, stimmen die Kalkulationsergebnisse nicht mehr. Einer seriösen Planung ist somit der Weg versperrt!

Für die Durchführung der Starren Plankostenrechnung ist es in einem ersten Schritt notwendig, den Plan-Gemeinkosten-Verrechnungssatz zu ermitteln. Dieser unterscheidet nicht nach dem fixen oder variablen Charakter der Kosten. Er wird über die gesamten Kosten gebildet und ermittelt sich nach dem Vorbild der Divisionskalkulation:

$$\text{Plan-Gemeinkosten-Verrechnungssatz} = \frac{\text{Plankosten}}{\text{Planbeschäftigung}}$$

Die Aufgabe des Plan-Gemeinkosten-Verrechnungssatzes besteht darin, Verwerfungen der Kosten (z. B. durch Preisänderungen) – soweit möglich – zu eliminieren.

Da die Plankosten in der Regel auf Basis einer Kalkulation ermittelt werden, besteht eine wichtige Aufgabe in einer seriösen und sachgerechten Ermittlung der Planbeschäftigung.

Hierfür ergeben sich unterschiedliche Möglichkeiten:

- Maximale Beschäftigung
  Ihre Verwendung ist in der Regel unrealistisch, da sie eine permanente maximale Auslastung sämtlicher Kapazitäten unterstellt und weder die Ressourcen schont, noch wirtschaftlich ist.
- Optimale Beschäftigung
  Ihre Verwendung ist in der Regel nicht erreichbar, da sie von vielen Faktoren abhängt, die alle auch optimal nutzbar sein müssen.
- Technisch mögliche Beschäftigung
  Ihre Verwendung ist nur sinnvoll, wenn es keine weiteren Engpässe gibt. Bei medizinischen Geräten ergibt sie sich beispielsweise aus den Kapazitätsgrenzen des Gerätes.
- Durchschnittsbezogene Beschäftigung
  Ihre Verwendung ist nicht sinnvoll, da sie einen Vergangenheitsbezug hat.
- Absatzorientierte Beschäftigung
  Ihre Verwendung ist nur sinnvoll, wenn der Absatz auf einem Markt den Engpass darstellt. Ist die technisch mögliche Beschäftigung geringer, ist die Anwendung der absatzorientierten Beschaffung nicht sinnvoll.
- Engpassorientierte Beschäftigung
  Sie orientiert sich am schwächsten von mehreren Produktionsfaktoren (dem Engpassfaktor) und stellt die beste Möglichkeit für unsere Zwecke dar, da hierbei »das schwächste Glied der Kette« die Beschäftigungsobergrenze vorgibt.

Anhand eines Beispiels bei der Erbringung ambulanter Operationen in einem OP-Zentrum soll das System der Starren Plankostenrechnung verdeutlicht werden:

In einem Operationssaal soll im Rahmen einer 5-Tage-Woche jeden Tag 6 Stunden operiert werden. Die hierfür anfallenden Kosten belaufen sich auf 9.000 € je Woche.

Es ergibt sich somit ein Plan-Gemeinkosten-Verrechnungssatz in Höhe von 300 € je Stunde.

$$\text{Plan-Gemeinkosten-Verrechnungssatz} = \frac{9.000\ \text{€}}{30\ \text{Stunden}} = 300/\text{Stunde}$$

In der Realität fallen jedoch 11.000 € Kosten bei einer Beschäftigung von 25 Stunden an. Darüber hinaus liegt die Information der Materialwirtschaft vor, dass 1.000 € Mehrkosten durch zusätzliche Gerätemieten und Zwischenreinigungen entstanden.

Betrachten wir nun die Abweichungen, so setzen sich diese aus der Preisabweichung und einer verbleibenden Abweichung zusammen.

Nach Abzug der von der Materialwirtschaft benannten Preisabweichung (1.000 €) von den Istkosten (11.000 €) erhalten wir die preisbereinigten Istkosten in Höhe von 10.000 €.

Istkosten − Preisabweichung = Preisbereinigte Istkosten

11.000 € − 1.000 € = 10.000 €

Betrachten wir nun die verbleibende Differenz, so erhalten wir diese als Differenz aus den preisbereinigten Istkosten und den Plankosten. Die Ermittlung der Plankosten erfolgt hierbei durch Multiplikation des Plan-Gemeinkosten-Verrechnungssatzes (300 €/Stunde) und der Istbeschäftigung (25 Stunden) und ergibt 7.500 €.

Preisbereinigte Istkosten − Plankosten = Verbleibende Differenz

10.000 € − 7.500 € = 2.500 €

Leider bietet die starre Plankostenrechnung keine weiterführende Möglichkeit zur Analyse der verbleibenden Differenz. Sie kann unterschiedliche Ursachen haben – in unserem Fall u. U. Mehrkosten durch die Verwendung von teurerem Material oder einem Mehrverbrauch an Material.

Das vorgenannte Beispiel lässt sich auch anhand einer grafischen Darstellung veranschaulichen (▶ Abb. 5.19).

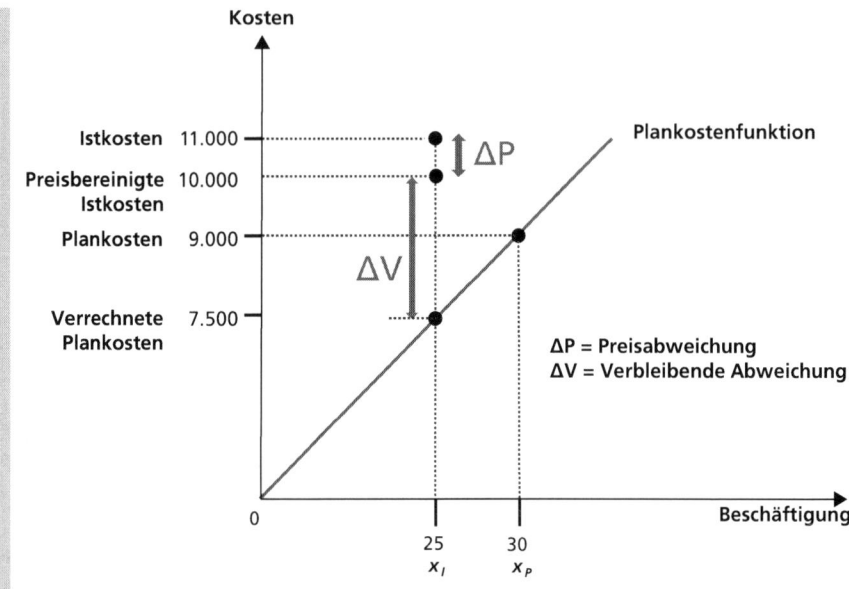

Abb. 5.19: Beispiel zur starren Plankostenrechnung

Es liegt auf der Hand, dass die Starre Plankostenrechnung recht einfach durchgeführt werden kann, gleichwohl aber den geforderten Zukunftsbezug bietet.

Leider besitzt sie den bereits ausgeführten Nachteil, dass die fixen Kosten bei Abweichung der Beschäftigung über den (einmal ermittelten) Plan-Gemeinkosten-Verrechnungssatz falsch verrechnet werden.

Mit Hilfe der Starren Plankostenrechnung ist es daher zwar möglich, Abweichungen zu ermitteln, aber die Ursachen können nicht vollständig erklärt werden. Hierbei kann es sich beispielsweise um die falsch kalkulierte Beschäftigung, einen falsch kalkulierten Verbrauch oder eine Kombination aus beidem handeln. In der Literatur wird die starre Plankostenrechnung daher eher für Prozesse vorgeschlagen, die nur sehr geringen Beschäftigungsschwankungen unterliegen (z. B. standardisierte Verwaltungsprozesse).

5.10.3 Flexible Plankostenrechnung

Die Flexible Plankostenrechnung versucht, den Fehler der Starren Plankostenrechnung zu vermeiden, indem sie nach fixen und variablen Kosten differenziert. Hierdurch wird eine (flexible) Berücksichtigung des Beschäftigungsgrads ermöglicht.

Während im Rahmen dieser Einführung die Flexible Plankostenrechnung in ihrer einfachen Form betrachtet wird, findet sich in der betrieblichen Anwendung des Gesundheitsbetriebs eher die mehrfache Flexible Plankostenrechnung. Sie berücksichtigt die unterschiedlichen Einflussgrößen auf die Leistungserstellung (z. B. die Beschäftigung und die Größe von Serien/Losen).

Während die Starre Plankostenrechnung die Abweichung zwischen einer Plan- und einer Istsituation ermittelt, analysiert die Flexible Plankostenrechnung zwei Aspekte:

1. die Beschäftigungsabweichung (ΔB) und
2. die Verbrauchsabweichung (ΔV).

Bezogen auf unser vorgenanntes OP-Beispiel wäre die Veränderung der OP-Stunden eine Beschäftigungsabweichung, die Variation des OP-Materialverbrauchs eine Verbrauchsabweichung.

Die Beschäftigungsabweichung ist definiert als die Differenz aus den Sollkosten und den verrechneten Plankosten.

Die Verbrauchsabweichung wird als Differenz der Ist- und der Sollkosten ermittelt.

Anhand eines erweiterten Beispiels für den OP-Bereich soll dieser Zusammenhang erläutert werden:

Die Angaben für die Plan- und Istkosten und die Plan- und Istbeschäftigung aus dem o. g. Beispiel bestehen weiterhin unverändert:

Plankosten	9.000 €
Planbeschäftigung	30 Stunden
Istkosten	11.000 €
Istbeschäftigung	25 Stunden

Allerdings erhalten wir die ergänzende Information, dass die fixen Kosten 6.000 € betragen.

Zunächst wird auch hier der Plan-Gemeinkosten-Verrechnungssatz ermittelt. Er beträgt in diesem Fall ebenfalls 300 € je Stunde.

Auch die verrechneten Plankosten belaufen sich noch immer auf 7.500 €.

$$\text{Plan-Gemeinkosten-Verrechnungssatz} = \frac{9.000\ €}{30\ \text{Stunden}} = 300\ €/\text{Stunde}$$

Verrechnete Plankosten = 25 Stunden * 300 €/Stunde = 7.500 €

Als Gesamtabweichung ermitteln wir die Differenz aus Istkosten und verrechneten Plankosten in Höhe von 7.500 €:

11.000 € − 7.500 € = 3.500 €

Im Rahmen unserer Analyse müssen wir nun betrachten, wie sich die Gesamtabweichung in Höhe von 3.500 € zusammensetzt.

Hierzu berechnen wir zunächst die Sollkosten als Summe aus fixen Istkosten und variablen Plankosten auf Basis der Istbeschäftigung:

Sollkosten = $K_{f\,(Ist)} + k_{v\,(Plan)} * x_I$

6.000 € + 100 € * 25 Stunden = 8.500 €

An dieser Stelle wird der Unterschied zur Starren Plankostenrechnung deutlich: Bedingt durch die Kostenaufspaltung müssen wir den Verrechnungssatz der variablen Plankosten ermitteln.

Er ergibt sich aus der folgenden Nebenrechnung:
  9.000 € (Plankosten)
− 6.000 € (Ist-Fixkosten)
_____

= 3.000 € (Variable Plankosten)
÷ 30 Stunden (Planbeschäftigung)
_____

= 100 € (Variable Kosten)
= Verrechnungssatz der variablen Plankosten

In einem zweiten Schritt trennen wir die Analyse in die Betrachtung der Verbrauchs- und der Beschäftigungsabweichung.

Die Verbrauchsabweichung ergibt sich aus der Differenz der Istkosten und der zuvor ermittelten Sollkosten.

ΔV = 11.000 € − 8.500 € = 2.500 €

Die Beschäftigungsabweichung ergibt sich schließlich aus der Differenz der Sollkosten und der verrechneten Plankosten.

ΔB = 8.500 € − 7.500 € = 1.000 €

Das vorgenannte Beispiel lässt sich auch anhand einer grafischen Darstellung veranschaulichen (▶ Abb. 5.20).

5.10 Plankostenrechnung im Ambulanzbetrieb

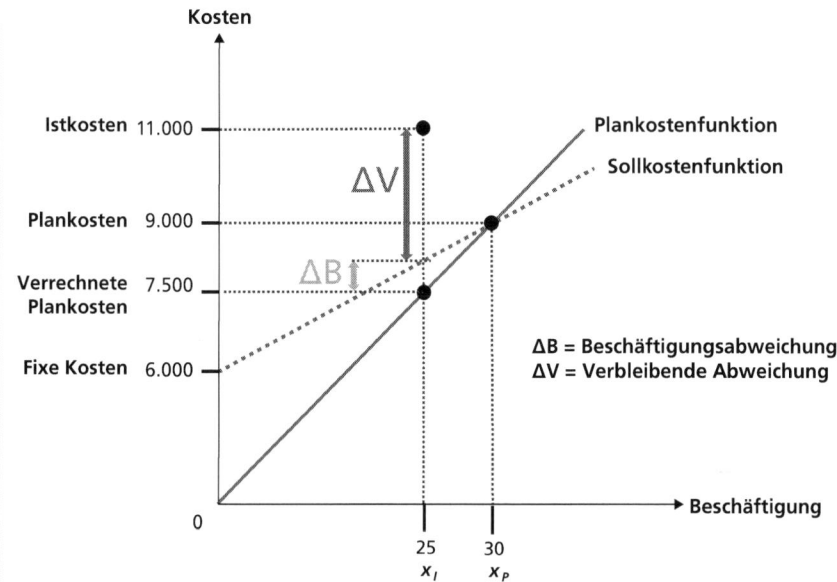

Abb. 5.20: Beispiel zur flexiblen Plankostenrechnung

Das Ergebnis der Berechnung verwundert nicht! Bei einer Leistung von 25 statt 30 geplanten OP-Stunden entstehen Mehrkosten in Höhe von 3.500 €, also fast 47 %! Die Ursachenforschung lässt erkennen, dass diese sehr ungünstige Konstellation zwei Gründe hat. Zum einen wurde mehr Material verbraucht, zum anderen die geplante Menge unterschritten. Als primär gegensteuernde Maßnahmen sollten die Prozesse analysiert werden, denn derartige Entwicklungen der Istsituation sind auf keinem Fall zu tolerieren.

6 Kalkulation der ambulanten Leistung

> **In diesem Kapitel erfahren Sie...**
>
> - warum man auch im Ambulanzbetrieb kalkulieren können muss.
> - welche Kalkulationsverfahren zur Verfügung stehen.
> - wie man Kalkulationssätze bildet und mit Hilfe der Mathematik Preise kalkulieren kann.
> - warum schon eine einfache Division ein Kalkulationsverfahren darstellt.
> - wie man ähnliche, aber doch nicht gleiche Leistung kalkuliert und sich dabei mit Hilfe des EBM die Arbeit erleichtern kann.
> - inwiefern schon Zuschläge eine Form der Kalkulation darstellen.
> - wieso bei manchen Leistungen schon vor der Erstellung der eigentlichen Leistung die Preisbildung im Sinne der Kunden beginnt.
> - wie man Preis und Menge für einen optimalen Gewinn gestalten kann.

6.1 Aufgabe der Kalkulation im Ambulanzbetrieb

Die Hauptaufgabe der Kostenträgerrechnung besteht darin, eine verursachungsgerechte Verteilung der Einzel- und Gemeinkosten auf die Kostenträger zu ermöglichen. Kostenträger in diesem Sinne können sowohl Produkte, aber auch Dienstleistungen sein. Im Ambulanzbetrieb versteht man hierunter die einzelne erbrachte Leistung (z. B. eine Augenoperation).

	Materialkosten
+	Fertigungskosten
=	Herstellkosten
+	Entwicklungskosten
+	Verwaltungskosten
+	Vertriebskosten
=	Selbstkosten

Für die Zuordnung der Einzel- und Gemeinkosten ist es erforderlich, die Selbstkosten zu ermitteln. Sie werden u. a. für Preisentscheidungen, Alternativberechnungen oder andere Formen von internen Unternehmensentscheidungen benötigt.

Wird die Kostenträgerrechnung für die Festlegung der Preise genutzt, so können hierbei unterschiedliche Strategien verfolgt werden. Voneinander abzugrenzen sind die kostenorientierte, die wettbewerbs- oder konkurrenzorientierte und die kunden- oder nachfrageorientierte Preisfestlegung:

- Die einfachste Form stellt die kostenorientierte Preisfestlegung dar, da bei ihr die Kosten des Unternehmens zuzüglich eines Gewinnzuschlags zur Preisfestlegung genutzt werden.
- Orientiert sich das Unternehmen an der Wettbewerbssituation, werden Preise und Produkte der Wettbewerber bei der Preisfestlegung berücksichtigt.
- Beabsichtigt das Unternehmen eine Einbindung der künftigen Konsumenten und möchte es vielleicht sogar den Nutzen einer Leistung für den Kunden berücksichtigen, werden nachfrage- oder kundenorientierte Preisfestlegungen im Sinne der Zielkostenrechnung (Target Costing) genutzt.

6.2 Kalkulationsverfahren im Überblick

6.2.1 Bildung von Kalkulationssätzen

Die Bildung von Kalkulationssätzen stellt eine sehr einfache Form der Kalkulation dar.
Sie wird in der Literatur oft auch als Bindeglied zwischen der Kostenstellen- und der Kostenträgerrechnung bezeichnet.

Kalkulationssätze werden im Normalfall einmal ermittelt und hiernach bis zum Ende einer Planungsungsperiode angewendet. Genau diese einmalige Ermittlung und nachfolgende permanente Anwendung wird bei der Bildung von Kalkulationssätzen kritisiert. Das Verfahren ist dadurch zwar recht einfach, birgt jedoch die Gefahr, dass sich die Kalkulationsannahmen im Zeitablauf massiv ändern können. Eine hierauf aufbauende Kalkulation wäre somit unter Umständen stark fehlerbehaftet.

> **Anhand eines Beispiels soll die Bildung eines Kalkulationssatzes im Ambulanzbetrieb erläutert werden:**
>
> Für eine ambulante Operationsleistung der Unfallchirurgie werden Materialien benötigt, die einzeln erfasst werden können (z. B. Implantate), aber auch solche, deren Einzelerfassung zu aufwendig wäre (z. B. kleines Nahtmaterial, Tupfer, Einmalartikel). Es handelt sich daher um sogenannte unechte Gemeinkosten.
>
> Die Materialwirtschaft der unfallchirurgischen Praxis hat als Summe der Materialeinzelkosten (Material-EK) 200.000 € ermittelt. An Kleinmaterialien wird ein Betrag von 10.000 € verausgabt (Material-GK).

Zunächst ist der Zuschlagssatz zu berechnen:

Material-EK	200.000 €
Material-GK	10.000 €

$$\text{Zuschlagssatz} = \frac{10.000\ \text{€}}{200.000\ \text{€}} * 100 = 5\,\%$$

Ausgehend von der Annahme, dass alle OP-Leistungen mit dem gleichen prozentualen Anteil an Gemeinkosten belastet werden, wird der ermittelte Kalkulationssatz nun bei sämtlichen Produkten als Zuschlag angewendet (▶ Tab. 6.1).

Tab. 6.1: Zuschlagssatz

OP-Leistung	Material-EK	Material-GK (= Zuschlag)	Summe
1	500 €	25 €	525 €
2	1.000 €	50 €	1.050 €
...	...	...	...
n	1.500 €	75 €	1.575 €
Summen	200.000 €	10.000 €	210.000 €

6.2.2 Divisionskalkulation

Eine mit der Bildung von Kalkulationssätzen verwandte und ebenfalls recht einfache Form der Kalkulation bietet die Divisionskalkulation.

Bei ihr werden die ermittelten Kosten durch einen Schlüssel geteilt, der beispielsweise die Anzahl der Produkte (in unserem Fall u. U. OP-Leistungen) oder die genutzten Quadratmeter darstellt.

Zu unterscheiden sind die einstufige und die mehrstufige Divisionskalkulation.

Während die einstufige Divisionskalkulation eine recht einfache Betrachtung der Kalkulation vornimmt, erfolgt diese bei der mehrstufigen Divisionskalkulation in einer sehr großen Tiefe und orientiert sich am Leistungserstellungsprozess.

Einstufige Divisionskalkulation

Die Anwendung der einstufigen Divisionskalkulation setzt das Vorhandensein gleicher Güter (sogenannter homogener Güter) voraus, die nicht gelagert werden, also nach der Erstellung direkt abgesetzt werden. Zudem nimmt sie keine Differenzierung in Einzel- und Gemeinkosten vor.

Wir haben die einstufige Divisionskalkulation bereits bei der generellen Vorstellung der Divisionskalkulation kennengelernt!

Anhand eines Beispiels soll die einstufige Divisionskalkulation erläutert werden:

Eine vertragsärztliche Praxis bietet eine spezielle Impfung an, bei der sie den Impfstoff in größeren Mengen beschafft, denn der Impfstoff kann ohne Probleme auch über einen längeren Zeitraum gelagert werden. Um die von den Patienten privat zu zahlende Leistung gut zu präsentieren, wird das Praxispersonal entsprechend durch den Impfstoffproduzenten geschult. Aus der Vergangenheit weiß man, dass 100 Patienten diese Leistung in Anspruch nehmen. Insgesamt fallen 800 € für die Impfstoffbeschaffung und 200 € für die Schulungsmaßnahme an.

Bei der Ermittlung der Selbstkosten werden 10 € je Untersuchung errechnet:

$$\text{Selbstkosten } (k) = \frac{800\ € + 200\ €}{100\ \text{Patienten}} = 10\ €$$

Zweistufige Divisionskalkulation

Die zweistufige Divisionskalkulation stellt eine Erweiterung der einstufigen Divisionskalkulation dar. Sie kann angewendet werden, falls nicht alle Leistungen (siehe Bedingung der einstufigen Divisionskalkulation) direkt abgesetzt, sondern einige gelagert werden.

Anhand eines Beispiels soll die zweistufige Divisionskalkulation erläutert werden:

In einer Variation des o. g. Beispiels gehen wir nun davon aus, dass von 100 Impfdosen 20 Stück in der Praxis gelagert werden müssen, da nur 80 Patienten die Leistung in Anspruch nehmen.

Beschaffte Menge	100 Impfdosen
davon abgesetzte Menge	80 Impfdosen
Beschaffungskosten	800 €
Schulungskosten	200 €

$$k = \frac{800\ €}{100\ \text{Impfdosen}} + \frac{200\ €}{80\ \text{Impfdosen}} = 8\ € + 2{,}50\ € = 10{,}50\ €$$

Man erkennt, dass die Stückkosten für die einzelne Impfdosis höher sind. Der Grund ist die Aufteilung der Schulungskosten auf lediglich 80 Impfdosen und nicht wie bisher auf 100 Impfdosen.

Mehrstufige Divisionskalkulation

Die mehrstufige Divisionskalkulation stellt eine Verfeinerung der vorgenannten zweistufigen Divisionskalkulation dar. Je nach der Notwendigkeit im Leistungserstellungsprozess werden unterschiedliche Produktionsstufen mit unterschiedlichen Kalkulationssätzen im Rahmen der Divisionskalkulation versehen. Hierdurch kann eine bessere Analysetiefe erreicht werden.

Da diese Form der Divisionskalkulation jedoch lediglich eine Erweiterung der zweistufigen Divisionskalkulation darstellt, soll von einer weiteren Erörterung abgesehen werden.

6.2.3 Äquivalenzziffernkalkulation

Im Gesundheitswesen kommt der Äquivalenzziffernkalkulation eine große Bedeutung zu, da mittlerweile fast alle Vergütungssysteme für die ambulanten und stationären Leistungen auf Basis dieses Kalkulationsinstruments entstanden sind. Man trifft sie beispielsweise im ambulanten Vergütungssystem des EBM oder der GOÄ.

Im Kern stellt die Äquivalenzziffernkalkulation lediglich eine Sonderform der Divisionskalkulation dar. Allerdings ist sie dafür geeignet, ähnliche Produkte (sogenannte Sorten) im Rahmen der Kalkulation zu berücksichtigen.

An die Verwendung der Äquivalenzziffernkalkulation ist eine einzige Bedingung geknüpft:

Die Beziehungen (sogenannte Relationen) der Leistungen und deren Kosten sind bekannt und sie verändern sich im Laufe der Betrachtungsperiode nicht.

Im Idealfall folgt die Äquivalenzziffernkalkulation vier Schritten:

1. Zuordnung der Äquivalenzziffern (ÄZ)
2. Bildung von Recheneinheiten (RE) für die Kostenverteilung
3. Ermittlung der Kosten pro Recheneinheit
4. Zuordnung der Kosten zur Produktgruppe/Sorte

> **Anhand des nachfolgenden Beispiels soll die Systematik der Äquivalenzziffernkalkulation erläutert werden:**
>
> Die Gesamtkosten einer Fachrichtung in einem Medizinischen Versorgungszentrum belaufen sich auf 90.000.- €. Die Fachrichtung erbringt vier unterschiedliche ambulante Operationsleistungen mit den nachfolgend genannten Mengen. Die Beziehungen der Leistungen zueinander sind bekannt.
>
> Mengen:
>
> - Leistung 1: 50 Fälle
> - Leistung 2: 60 Fälle
> - Leistung 3: 30 Fälle
> - Leistung 4: 10 Fälle

1. Schritt: Zuordnung der Äquivalenzziffern

Im ursprünglichen Verfahren der Äquivalenzziffernkalkulation müssen zunächst die Leistungsbeziehungen zu einer Basisleistung abgebildet werden. In unserem Fall könnte dies Leistung 1 mit der daraus folgenden Äquivalenzziffer 1,0 sein. Hier bekämen die weiteren Ziffern folgende Äquivalenzziffern:

- Leistung 2 ist 3-mal so aufwendig wie Leistung 1 und erhielte somit die Äquivalenzziffer 3,0.
- Leistung 3 ist halb so aufwendig wie Leistung 2 und erhielte somit die Äquivalenzziffer 1,5.
- Leistung 4 ist 2,5-mal so aufwendig wie Leistung 1 und erhielte somit die Äquivalenzziffer 2,5.

Da wir uns jedoch im Bereich des EBM oder der GOÄ bewegen, können die dort ausgewiesenen Bewertungsrelationen (BewRel) als Äquivalenzziffern verwendet werden.

Diese Vorgehensweise fußt auf § 87 Absatz 2 SGB V:
»*(2) Der einheitliche Bewertungsmaßstab bestimmt den Inhalt der abrechnungsfähigen Leistungen und ihr wertmäßiges, in Punkten ausgedrücktes Verhältnis zueinander; …*«

Hierauf aufbauend könnten sich die Bewertungsrelationen der 4 genannten Leistungen wie folgt darstellen:

Leistung	BewRel = ÄZ
Leistung 1	100
Leistung 2	300
Leistung 3	150
Leistung 4	250

2. Schritt: Bildung von Recheneinheiten für die Kostenverteilung

Leistung	Menge	ÄZ	RE
Leistung 1	50	100	5.000
Leistung 2	60	300	18.000
Leistung 3	30	150	4.500
Leistung 4	10	250	2.500
Summen	**150**		**30.000**

3. Schritt: Ermittlung der Kosten pro Recheneinheit

Kosten je Recheneinheit = 90.000 € / 30.000 RE = 3 € je RE

4. Schritt: Zuordnung der Kosten zu der jeweiligen Leistung

Leistung	Menge	Kosten je Einheit	Kosten je Leistungsart
Leistung 1	50	100 * 3 € = 300 €	50 * 300 € = 15.000 €
Leistung 2	60	300 * 3 € = 900 €	60 * 900 € = 54.000 €
Leistung 3	30	150 * 3 € = 450 €	30 * 450 € = 13.500 €
Leistung 4	10	250 * 3 € = 750 €	10 * 750 € = 7.500 €
Summe			**90.000 €**

Mit Hilfe dieses Instruments ist es also möglich, der einzelnen Leistungsgruppe die Kosten in einer gewichteten Form zu belasten. Allerdings gilt auch hier: Am Ende der Verteilung ergibt die Gesamtsumme der Einzelbeträge den Ausgangsbetrag.

6.2.4 Zuschlagskalkulation

Werden verschiedene Produktarten erstellt, stoßen wir mit den vorgenannten Verfahren an Grenzen, da diese von einer Homogenität oder Ähnlichkeit der Leistungen ausgehen. Für Kalkulationszwecke kann hier die Zuschlagskalkulation verwendet werden. Sie unterscheidet sich von der vorgenannten Äquivalenzziffernkalkulation, bei der lediglich unterschiedliche Produkte (Sorten) kalkuliert werden.

Auch die Zuschlagskalkulation beginnt mit der Ermittlung eines Zuschlagssatzes, mit dessen Hilfe die Kosten anteilig zugewiesen werden.

Wie bei der Betrachtung der Kostenstellen und Schlüsselgrößen kommt der Ermittlung der zugrundeliegenden Zuschlagsbasis hierbei eine große Bedeutung zu. Wie erwähnt, sollte in diesen Fällen eine deutliche Korrelation zwischen der Veränderung der Zuschlagsbasis und den entstehenden Kosten existieren.

Ist der Zuschlagssatz ermittelt, wird er auf die Produkte angewendet. Dies können einzelne Bereiche oder das ganze Unternehmen sein.

In der Literatur werden zwei Formen der Zuschlagskalkulation unterschieden:

- die summarische Zuschlagskalkulation und
- die differenzierende Zuschlagskalkulation.

Die summarische Zuschlagskalkulation stellt die einfachere Form der Zuschlagskalkulationen dar. Den Kostenträgern werden die Kosten lediglich mit Hilfe eines einzigen Zuschlags zugeordnet. Man spricht daher auch von der einfachen oder kumulativen Zuschlagskalkulation.

Anhand eines Beispiels soll die summarische Zuschlagskalkulation erläutert werden:

Es sollen zwei Operationsleistungen A und B kalkuliert werden, von denen lediglich die Einzelkosten bekannt sind:

- Leistung A verursacht 200 € Personal- und 250 € Sachkosten.
- Leistung B verursacht 500 € Personal- und 1.500 € Sachkosten.

Die Einzelkosten des Operationssaals betragen 250.000 €, die Gemeinkosten liegen bei 25.000 €.
Zunächst ist der Gemeinkostenzuschlagssatz (GK-Zuschlagssatz) zu ermitteln.

$$\text{GK-Zuschlagssatz} = \frac{25.000\ \text{€}}{250.000\ \text{€}} * 100 = 10{,}0\ \%$$

Da wir bei diesem Verfahren unterstellen, dass sich die Einzel- und Gemeinkosten der einzelnen Leistungen analog zu den Einzel- und Gemeinkosten des Operationssaals verhalten, verrechnen wir den GK-Zuschlagssatz auf die bekannten Einzelkosten. Jede Leistung erhält einen 10 %igen Aufschlag für Gemeinkosten auf die Einzelkosten.

	OP-Leistung	Leistung A	Leistung B
	Personalkosten	200 €	500 €
	Sachkosten	250 €	1.500 €
=	Einzelkosten	450 €	2.000 €
+	GK-Zuschlagssatz (10,0 %)	45 €	200 €
=	Selbstkosten	495 €	2.200 €

Die summarische Zuschlagskalkulation ist einfach in der Umsetzung, da sie weder Kostenstellen noch eine Kostenstellenrechnung benötigt. Zudem ist es nicht erforderlich zu differenzieren, ob Leistungen lediglich erstellt oder erstellt und zugleich auch vertrieben werden. In allen Fällen wird ein einheitlicher Zuschlagssatz gebildet. Genau hier setzt aber auch die Kritik an: In der Realität werden sich die Kosten weder in Bezug auf ihren Einzelkosten- und Gemeinkostencharakter noch in Bezug auf die Herstellung der Leistung und den u. U. nachfolgenden Vertrieb einheitlich verhalten.
Diese Kritik greift die differenzierende Zuschlagskalkulation auf.

Anhand der Kalkulation einer Individuellen Gesundheitsleistung einer Facharztpraxis soll der Unterschied zur summarischen Zuschlagskalkulation erläutert werden (▶ Abb. 6.1).

Materialkosten	100.- €
+ Zuschlag Materialgemeinkosten (hier: **10** %)	10.- €
= Materialkosten	110.- €
Fremdleistungen Labor	50.- €
+ Zuschlag Fremdleistung (hier: **20** %)	10.- €
= Fertigungskosten	60.- €
Herstellkosten (*Material- + Fertigungskosten*)	170.- €
+Zuschlag Praxisgemeinkosten (hier: **4** %)	6,80 €
+Zuschlag Marketingkosten (hier: **2** %)	3,40 €
= Selbstkosten	180,20 €
+ Gewinn (hier: **5** %)	9,01 €
= Angebotspreis der Individuellen Gesundheitsleistung	189,21 €

Abb. 6.1: Schema der Zuschlagskalkulation (Kolb 2018, S. 163)

Mit Hilfe der unterschiedlichen Gemeinkostenzuschlagssätze für Material, Fremdleistungen, Praxiskosten, Marketingkosten und den Gewinn kann die Kalkulation sehr gut an den Leistungsprozess angepasst werden und so eine verursachungsgerechte Struktur der Gemeinkosten erreicht werden.

6.3 Zielkostenrechnung als Möglichkeit des Kostenmanagements

6.3.1 Wesen der zielorientierten Preisermittlung

Ähnlich wie bei der Betrachtung des später noch zu erläuternden Cournotschen Punkts geht auch die Zielkostenrechnung davon aus, dass ein Anbieter einer Ge-

6.3 Zielkostenrechnung als Möglichkeit des Kostenmanagements

sundheitsleistung nicht allein über den Preis seines Produktes entscheiden kann. In der Zielkostenrechnung wird dieser Ansatz sogar noch stärker vertieft, indem bereits bei der Kalkulation eines Produktes eine Rückkopplung zu den potenziellen Abnehmern (i. d. R. den Patienten) hergestellt wird. Die Zielkostenrechnung wird daher auch als marktorientierte Produktentwicklung bezeichnet, die im Gegensatz zu den bereits vorgestellten klassischen Kosten-Plus-Kalkulationsverfahren nicht davon ausgeht, was ein Produkt kosten *wird*, sondern was ein Produkt kosten *darf*. Primär widmet sich die Zielkostenrechnung dem Kostenmanagement und weniger der Kostenermittlung. Ursprünglich entstammt sie dem anglo-amerikanischen Bereich und trägt dort analoge Bezeichnungen wie beispielsweise Target Pricing oder Target Costing. Im deutschen Sprachgebrauch ist neben dem Begriff der Zielkostenrechnung auch das Zielkostenmanagement gebräuchlich.

Ihre Ursprünge hat die Zielkostenrechnung im Jahr 1965, als der Automobilhersteller Toyota erstmalig den Preis mit Hilfe einer Marktrückkopplung ermittelte. In der Mitte der 1980er-Jahre verbreitete sich das Verfahren dann im anglo-amerikanischen Bereich und erreichte schließlich auch den deutschen Markt. Während die ursprünglichen Branchen die Automobilindustrie, Elektroartikelhersteller oder der Maschinenbau waren, nutzt heute zunehmend auch das Gesundheitswesen die Ansätze der Zielkostenrechnung.

Die Idee der Zielkostenrechnung kann man jedoch nur verstehen, wenn man die Marktgegebenheiten ihrer Entstehungszeit betrachtet. In der Nachkriegszeit, die stark von dem Mangel an Gütern und Dienstleistungen geprägt war, existierte in allen Volkswirtschaften ein sogenannter Verkäufermarkt. Dies bedeutet, dass der Markt primär von den Verkäufern dominiert wurde und sie den Käufern den Preis vorgaben. Mit steigender Entwicklung der Volkswirtschaften und zunehmendem Wettbewerb wandelte sich jedoch die Marktbeziehung zwischen Verkäufern und Käufern, sodass in der Mitte der 1960er-Jahre die Regeln des Marktes umschlugen. Nun hatten die Käufer die Möglichkeit, dominierend auf dem Markt aufzutreten, da sie eine Auswahl zwischen verschiedenen Verkäufern hatten. Dieser Käufermarkt existiert bis heute. Er macht es auf Seiten der Produzenten erforderlich, eine hohe Anzahl von Varianten mit resultierenden kurzen Produktlebenszyklen und einer schnellen Produkteinführung umsetzen zu können. Dies erreicht man u. a. durch eine Erhöhung des Automatisierungsgrades.

Auf einem derartigen Markt machte es demzufolge auch Sinn, bereits bei der Kalkulation der Produkte und Dienstleistungen die Erfordernisse des Marktes zu berücksichtigen. Sollte sich später herausstellen, dass ein Unternehmen ein technisch ideales Produkt konstruiert und zum Verkauf angeboten hat, der Käufer es aber auf dem Markt nicht akzeptiert, weil unter Umständen der Preis oder seine Produkteigenschaften ungünstig sind, würde dies eine (extreme) Fehlinvestition für den Verkäufer (= Anbieter) bedeuten.

Mit Hilfe der Zielkostenrechnung versucht der Anbieter also zu einem sehr frühen Zeitpunkt der Produktentwicklung die Interessen der Kunden zu ermitteln und diese in die Produktentwicklung einzubinden.

Zusammenhang der Begriffe

Während wir bei den traditionellen Kosten-Plus-Preiskalkulationen von einem Schema ausgegangen sind, bei dem die Kosten für Personalaufwand und für Sachmittel ergänzt um einen Gewinn zu einem Preis führen, verfolgt die Zielkostenrechnung einen alternativen Denkansatz.

In einem ersten Schritt wird der sogenannte Zielpreis (Target Price) ermittelt. Er stellt den Preis dar, zu dem das Unternehmen unterstellt, dass es sein Produkt oder seine Dienstleistung auf dem Markt absetzten kann.

Von diesem Zielpreis zieht es den eigenen Profit (Target Profit) und die Kosten für Forschung, Entwicklung und Verwaltung (Overheads) ab.

Aus der Saldierung der vorgenannten Kosten ergeben sich die sogenannten erlaubten Kosten (Allowable Costs), die Kosten, die nach Ansicht des Unternehmens erlaubt sein sollten, um das Produkt später auch absetzen zu können.

In einem – meist parallelen – Prozess beauftragt die Unternehmensleitung die Produktentwicklung des Unternehmens, ein neues Produkt zu konstruieren und die hieraus resultierenden Kosten zu ermitteln. Diese sogenannten Standardkosten (Drifting Costs) stellen also einen grundsätzlich idealen Zustand ohne Berücksichtigung der Absatzlage des Unternehmens dar.

Da zu erwarten ist, dass die sogenannten Standardkosten nach Maßgabe der optimalen Produktion höher sein werden als die erlaubten Kosten, besteht nun die Aufgabe darin, diese Standardkosten so lange anzupassen, bis sie die erlaubten Kosten erreicht haben. Diesen Vorgang bezeichnet man auch als das »Kneten der Kosten«.

Die hierdurch erreichten Zielkosten stellen den Ausgangspunkt für unsere folgenden Betrachtungen dar (▶ Abb. 6.2).

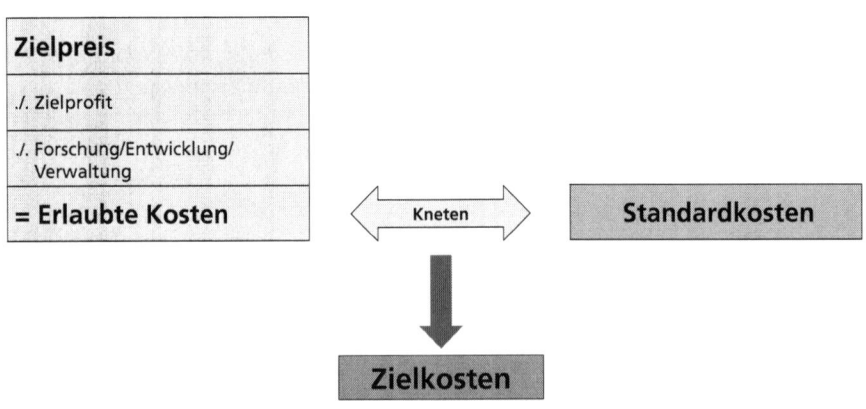

Abb. 6.2: Prozess der Zielkostenermittlung

Das Verfahren der Zielkostenrechnung besteht aus den folgenden vier Schritten (▶ Abb. 6.3):

1. Festlegung der Zielkosten
2. Analyse der Zielkosten und deren Entstehung (sogenannte Zielkostenaufspaltung)
3. Kontrolle der Zielkosten
4. Einleitung von Maßnahmen zur Zielkostenerreichung

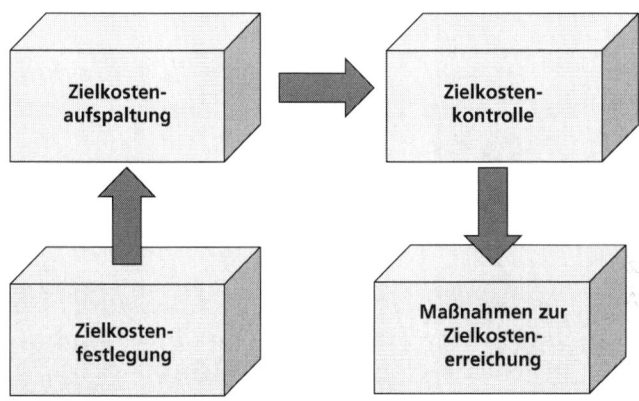

Abb. 6.3: Prozessschritte der Zielkostenrechnung

6.3.2 Verfahren zur Zielkostenfestlegung

Bei der Festlegung der Zielkosten kann das Unternehmen unterschiedliche Philosophien verfolgen, die eine mehr oder weniger starke Rückkopplung zu den Marktgegebenheiten ermöglichen.

Bekannt sind die folgenden fünf Verfahren, von denen das Verfahren Market-into-Company das gebräuchlichste ist:

- Beim Verfahren Market-into-Company ermittelt das Marketing den Zielpreis, das Management gibt den Zielprofit vor und die erlaubten Kosten werden als Preisobergrenze ermittelt. Hiernach wird die Produktentwicklung um eine Ermittlung der Standardkosten gebeten. Im dritten Schritt wird mit Hilfe des »Knetens der Kosten« die Lücke zwischen erlaubten und Standardkosten geschlossen.
- Beim Verfahren Out-of-Company wird die Preiskalkulation »aus dem Unternehmen her-aus« durchgeführt. Dies erfolgt auf Basis der Erfahrung durch frühere Produkte, birgt je-doch die Gefahr, dass keine Rückkopplung zum Markt erfolgt.
- Beim Verfahren Into-and-Out-of-Company werden die Verfahren Market-into-Company und Out-of-Company miteinander verbunden. Hierdurch werden die Vorteile beider Verfahren genutzt. Das Verfahren ist sehr gründlich, dafür jedoch zeitintensiv und teuer.
- Beim Verfahren Out-of-Competitor wird der Preis auf Basis der Produkte bzw. Dienstleistung des Wettbewerbs kalkuliert. Hierbei bestehen grundsätzlich zwei Varianten:
  - Ein vergleichbares Produkt kann günstiger angeboten werden oder
  - ein besseres Produkt kann zu einem gleichen Preis angeboten werden.

Nachteile dieses Verfahrens sind seine starke Vergangenheitsorientierung und das Verfolgen einer sogenannten MeToo-Strategie – also einer Nachahmung des Wettbewerbers.
- Beim Verfahren Out-of-Standard-Costs erfolgt der Vergleich der Drifting Costs mit den Optimal Costs auf Basis eines Plankostenansatzes. Es bietet zwar den Vorteil einer sehr neutralen Preiskalkulation, die zudem frei von Preisschwankungen der Ressourcen oder Wettbewerbsprodukte ist, dafür besitzt es fast keine Marktorientierung und verfehlt somit recht klar das eigentliche Ziel der Zielkostenrechnung.

6.3.3 Aufspaltung der Kosten

Zentrale Aufgabe bei der Zielkostenrechnung ist die Aufspaltung der Zielkosten. Mit ihrer Hilfe wird das Produkt oder die Dienstleistung unter zwei Aspekten analysiert:

- Auf der einen Seite werden die Funktionen und Eigenschaften des Produktes voneinander getrennt, sodass beispielsweise Farbe, Form oder Bedienerfreundlichkeit als unterschiedliche Produktfunktionen benannt werden.
- Darüber hinaus werden im Regelfall die Kunden befragt, welchen Nutzen sie den einzelnen Produktfunktionen zusprechen bzw. welche Funktionen dem Kunden wichtig oder weniger wichtig sind.

Mit Hilfe dieser differenzierten Betrachtung ermittelt die Zielkostenrechnung sogenannte Komponentengewichte oder Teilgewichte, die wiederum die Zielkosten der einzelnen Produktkomponenten vorgeben. Auf diese Weise kann das Unternehmen erfahren, ob es beispielsweise in die Farbgebung weitere Ressourcen oder vielmehr in ergänzende Funktionen investieren sollte (▶ Abb. 6.4).

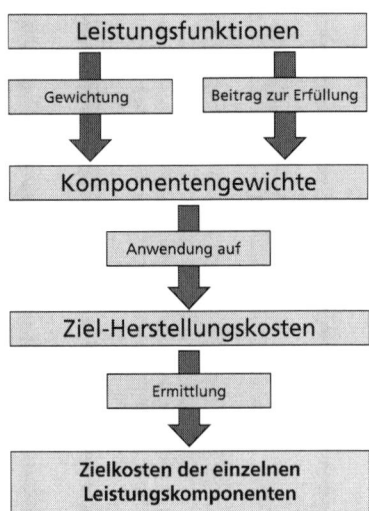

Abb. 6.4: Aufspaltung der Kosten

6.3.4 Verfahren der Zielkostenrechnung anhand eines Beispiels

Mit Hilfe eines sehr einfachen Beispiels der Zielkostenrechnung soll das Prozedere erläutert werden:

Wir betrachten den Prozess einer privatärztlichen Präventionsleistung in einem Medizinischen Versorgungszentrum und unterstellen aus Vereinfachungsgründen, dass dieser allein durch zwei Berufsgruppen geprägt wird.

Auf der einen Seite wirken die behandelnden Ärzte, auf der anderen Seite die Medizinischen Fachangestellten (MFA).

Das Controlling des Medizinischen Versorgungszentrums analysiert im ersten Schritt den Gesamtprozess und ermittelt, dass bisher die finanziellen Ressourcen eines Prozesses zur Patientenbehandlung im Durchschnitt zu 25 % für die Medizinischen Fachangestellten und zu 75 % für die Ärzte aufgewendet werden (▶ Tab. 6.2).

Tab. 6.2: Ergebnis Prozessanalyse (in Anlehnung an Kolb 2020, S. 97)

1. Prozessanalyse	
Teilprozess	Kostenanteil
MFA	25 %
Ärzte	75 %
Summe	100 %

Im nächsten Schritt wird eine Patientenbefragung durchgeführt und die Frage gestellt, welche Elemente in welcher quantitativen Größe für die Patienten von Interesse sind. Im Anschluss an diese Befragung ergibt sich, dass die Patienten im Durchschnitt das Medizinischen Versorgungszentrum auswählen, weil sie einerseits eine hohe Qualität, andererseits eine hohe Servicequalität (Terminvergabe, Aufnahmemanagement, Nachbetreuung, Follow-up) erwarten. Hierbei wird ein leichtes Schwergewicht auf den Behandlungsqualität (60 %) und ein etwas geringerer Anteil auf die Servicequalität (40 %) gelegt (▶ Tab. 6.3).

Tab. 6.3: Ergebnis Patientenbefragung (in Anlehnung an Kolb 2020, S. 98)

2. Patientenbefragung		
Behandlungsqualität	Servicequalität	Summe
60 %	40 %	100 %

In einem dritten Schritt schätzt die MVZ-Geschäftsführung ein, in welchem Umfang die Medizinischen Fachangestellten und die Ärzte genau diese beiden Elemente aus der Patientenbefragung (Qualität und Service) beeinflussen. Hierbei ergibt sich, dass nach Ansicht der MVZ-Geschäftsführung der Aspekt der Qualität zu 30 % von den Medizinischen Fachangestellten und zu 70 % von den Ärzten beeinflusst wird. Beim Teilprozess Service geht die MVZ-Geschäftsführung davon aus, dass dieser jeweils zu 50 % von den Medizinischen Fachangestellten und 50 % von den Ärzten beeinflusst wird (▶ Tab. 6.4).

Tab. 6.4: Anteil Teilprozesse an Funktion (in Anlehnung an Kolb 2020, S. 98)

3. Anteil Teilprozesse an Behandlungsfunktion		
Teilprozess	Behandlungsqualität	Servicequalität
MFA	30 %	50 %
Ärzte	70 %	50 %
Summe	100 %	100 %

Aus diesen Eingangsdaten ermittelt das Controlling des Medizinischen Versorgungszentrums die sogenannten Teilgewichte. Hierbei werden die Informationen aus der Patientenbefragung und der Einschätzung der MVZ-Geschäftsführung miteinander in Verbindung gebracht.

Die Analyse zeigt, dass bei einer Gewichtung der Teilprozesse mit den Informationen aus der Patientenbefragung die Medizinischen Fachangestellten den Prozess zu 38 % und die Ärzte den Prozess zu 62 % beeinflussen (▶ Tab. 6.5).

Tab. 6.5: Ermittlung der Teilgewichte (in Anlehnung an Kolb 2020, S. 99)

4. Teilgewichte			
Teilprozess	Behandlungsqualität	Servicequalität	Summe
MFA	60 % von 30 % = **18 %**	40 % von 50 % = **20 %**	**38 %**
Ärzte	60 % von 70 % = **42 %**	40 % von 50 % = **20 %**	**62 %**
Summe	60 %	40 %	100 %

In der abschließenden Zielkostenmatrix werden die Informationen des Controllings zu den aktuellen durchschnittlichen Kostenanteilen und die ermittelten Teilgewichte miteinander in Beziehung gesetzt. Hierbei wird ein Quotient aus Teilgewicht und Kostenanteil ermittelt (▶ Tab. 6.6).

Tab. 6.6: Zielkostenmatrix (in Anlehnung an Kolb 2020, S. 99)

4. Zielkostenmatrix			
Teilprozess	Kostenanteil (KA)	Teilgewicht (TG)	TG ÷ KA
MFA	25 %	38 %	1,52
Ärzte	75 %	62 %	0,83
Summe	100 %	100 %	

Bei der Gegenüberstellung des Kostenanteils der Medizinischen Fachangestellten und des Teilgewichts ergibt sich ein Zielkostenindex von 1,52. Dies bedeutet, dass das Teilgewicht einen größeren Anteil erlauben würde, als aktuell über die Kosten zugesteuert wird. Das Medizinische Versorgungszentrum könnte also hierbei die Ressourcen stärker zu Gunsten der Medizinischen Fachangestellten vergeben.

Bei der Betrachtung des ärztlichen Teilprozesses ergibt sich ein Zielkostenindex von 0,83. Dies bedeutet, dass das Teilgewicht im Verhältnis zu den zugesteuerten Ressourcen zu niedrig ist. Hier sollte versucht werden, den Kostenanteil für den ärztlichen Teilprozess zu senken.

Der Zusammenhang zwischen Teilgewicht und Kostenanteil als sogenannter Zielkostenindex kann in Abbildung 6.5 dargestellt werden (▶ Abb. 6.5). Der Wert des Teilprozesses Service stellt für den Anteil der Medizinischen Fachangestellten eine günstige Konstellation dar, da der Zielkostenindex größer als 1 ist. Hingegen stellt der Zielkostenindex für den ärztlichen Anteil eine ungünstige Konstellation dar, da der Zielkostenindex unter 1 liegt.

Ein Zielkostenindex, der genau den Wert 1,0 ausweist, verdeutlicht eine Entsprechung des Teilgewichts und des Kostenanteils in gleicher Höhe. Es entsteht also weder ein Ungleichgewicht zu Gunsten der Kosten noch zu Gunsten der Teilgewichte. An dieser Stelle ist kritisch anzumerken, dass Behandlungsprozesse in der Regel von medizinischen Notwendigkeiten und nicht durch Betrachtung des Controllings geprägt sein müssen. Gleichwohl sollte das Medizinische Versorgungszentrum in der vorliegenden Beispielkonstellation überlegen, ob Ressourcen aus dem ärztlichen Bereich zu Gunsten des Service-Bereichs verschoben werden könnten.

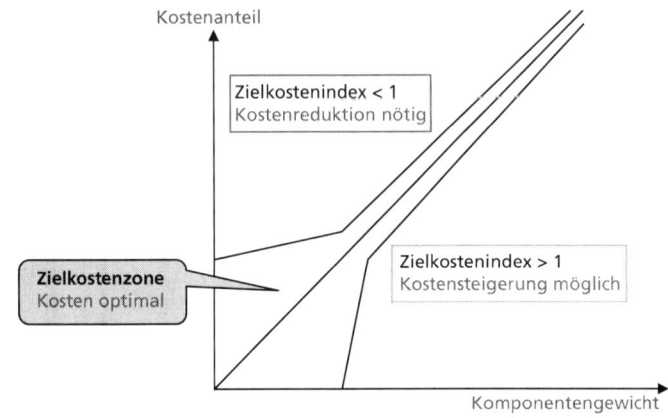

Abb. 6.5: Grafische Darstellung Zielkostenmatrix (Kolb 2020, S. 100)

6.3.5 Vor- und Nachteile der Zielkostenrechnung

Zu den Vorteilen der Zielkostenrechnung gehört, dass mit ihrer Hilfe sehr gut Schwachstellen im Entwicklungsprozess aufgedeckt und u. U. Lösungen mit geringeren Kosten gefunden werden können. Bei Nutzung des Verfahrens Market-into-Company werden sogar Lieferanten-, Kunden- und Wettbewerbsbeziehungen berücksichtigt und das Unternehmen kann sehr frühzeitig im Produktlebenszyklus mit dem Kostenmanagement beginnen.

Allerdings birgt das Verfahren auch alle klassischen Nachteile eines Vollkostenrechnungssystems, denn hierum handelt es sich. Es wird nicht differenziert nach mittelbaren und unmittelbaren Kosten.

Zudem sind Kundennutzen, Zielprofit und die Vorgabe der Beendigung des »Knetens« stets subjektive Entscheidungen. Auf Grund der Vorgabe dieser Eckdaten durch die Geschäftsführung kann es zudem zu Akzeptanzproblemen kommen. Gerade im Gesundheitswesen besteht bei Anwendung des Verfahrens die Gefahr des Qualitätsverlusts, da u. U. an kritischen Ressourcen (z. B. der Pflege) gespart wird.

6.3.6 Übertragung der Zielkostenrechnung auf das Gesundheitswesen

Es stellt sich nun die Frage, ob die Zielkostenrechnung auch im Gesundheitswesen sinnvoll eingesetzt werden kann, wo doch kein echter Markt vorliegt.

Zudem muss sich bei allen Verfahren des Controllings im Ambulanzbetrieb die Frage anschließen, ob ihre Anwendung einen Gewinn bringt oder lediglich den ergänzenden Möglichkeiten der Controllingabteilung entspringt.

Bereits im Jahr 1993 hinterlegte der Gesetzgeber im Rahmen der Überarbeitung des Fünften Buches Sozialgesetzbuch an zahlreichen Stellen Ansätze zur Festlegung der Budgets der Gesundheitsbetriebe. Aufbauend auf der sogenannten Einnahmenorientierte Ausgabenpolitik dominieren seither administrativ vorgegebene Erlösstrukturen den Gesundheitsmarkt, die von den Gesundheitsbetrieben nur in engen Grenzen beeinflusst werden können. Diese Einflussmöglichkeiten beschränken sich im ambulanten Sektor in der Regel auf das Mitwirken bei den Honorarverhandlungen von Seiten der Kassenärztlichen Vereinigungen. Allein aus dieser Perspektive wäre die Anwendung der Zielkostenrechnung im Gesundheitswesen nicht gewinnbringend. Allerdings verstärkt sich in den letzten Jahren eine sehr hohe Wettbewerbsintensität auf dem Gesundheitsmarkt. Auch hier formulieren beispielsweise die Patienten deutlich ihre Wünsche, sodass in engen Grenzen auch auf dem Markt der ambulanten Leistungen von einem Käufermarkt gesprochen werden kann. Es ist sinnvoll, bereits frühzeitig auch für den Ambulanzbetrieb die Möglichkeiten und die Notwendigkeit einer Zielkostenbetrachtung bei der Leistungserstellung zu erkennen und zu berücksichtigen. Schließlich erwartet dies sogar der Gesetzgeber im Rahmen des § 12 SGB V, indem er die Eigenverantwortung der Leistungserbringer für ihre Wirtschaftlichkeit einfordert.

Eine Anwendung der Zielkostenrechnung im Ambulanzbetrieb bietet – wie in allen übrigen Branchen auch – eine bessere Ausrichtung der Dienstleistungen an den Patientenbedürfnissen.

Darüber hinaus können Kostenoptimierungspotenziale aufgezeigt werden, da die Erlöse nur sehr begrenzt beeinflusst werden können.

Insbesondere im Bereich der Materialbeschaffung oder der Zielvereinbarungen mit leitenden Ärzten kann die Zielkostenrechnung einen wesentlichen Beitrag zur wirtschaftlichen Steuerung des Ambulanzbetriebs liefern.

Allerdings birgt sie den Nachteil der Subjektivität. Die Interessen der Patienten und auch der Entscheider im Management des Ambulanzbetrieb werden in Form subjektiver Einschätzungen berücksichtigt.

Auf Grund der noch immer vorhandenen möglichen Erlösänderung durch Budgetänderungen (z.B. durch Ausgleichsmechanismen bei Überschreitung des Regelleistungsvolumens) können Überschüsse bzw. Verluste nur über die Betrachtung der Kosten beeinflusst werden.

Schließlich – und das stellt die wohl größte Gefahr für die Ambulanzbetriebe dar – droht bei einer konsequenten Umsetzung der Zielkostenrechnung ein Qualitätsverlust, falls defizitäre Zielkostenindizes lediglich unter dem Blickwinkel der Kosteneinsparung optimiert werden.

Die Zielkostenrechnung wird durch die Vorgaben des Gesetzgebers (Wirtschaftlichkeitsprinzip, § 12 SGB V) begünstigt. Zudem »erzwingt« die Vergütungsstruktur eigentlich eine Anwendung der Zielkostenrechnung.

Zu bedenken ist jedoch, dass lediglich ein Teil der Gesundheitsbetriebe das Management der Zielkosten aktiv umsetzt, da hiermit ein hoher Aufwand und hohe Kosten verbunden sind. Dabei wäre eine Anwendung der Zielkostenrechnung in Kombination mit der verwandten Prozesskostenrechnung oder anderen Kostenrechnungssystemen mehr als sinnvoll.

Vor dem Hintergrund immer stärker an den Patientenwünschen orientierter Ambulanzleistungen sollte ihr Einsatz jedoch gut überlegt sein, denn im Ursprung war sie für leicht standardisierbare Leistungen gedacht, also eher für die Produktion gleichartiger Stückzahlen und nicht für individualisierte Patientenbehandlungen.

6.4 Optimale Preisbildung durch den Cournotschen Punkt

6.4.1 Motivation einer Preisbildung im Ambulanzbetrieb

Auch wenn die Erlösentstehung im Ambulanzsektor in weiten Teilen auf administrativ vorgegebenen Preisstrukturen basiert, gibt es dennoch Bereiche, die im Sinne eines Marktes Preise kalkulieren und diese bei Bedarf auch anpassen müssen. Zu nennen ist u. a. das bereits mehrfach angesprochene Angebot Individueller Gesundheitsleistungen, wie sie bei Zahnärzten (professionelle Zahnreinigung) oder Augenärzten (Laserbehandlung zur Vermeidung einer Brille) angeboten werden. In diesen Fällen unterliegt der Arzt zwar grundsätzlich den Bestimmungen der GOÄ und muss sich u. a. an das Wirtschaftlichkeitsgebot und den Tarif halten, gleichwohl können individuelle Preise ermittelt werden.

In der praktischen Anwendung des Ambulanzcontrollings ist es unrealistisch, davon auszugehen, dass der Ambulanzbetrieb bei Selbstzahlerleistungen in der Lage ist, einen Verkaufspreis, also den eigenen Umsatz, ohne Rückkopplung mit den Patienten (Nachfragern) festzulegen. Es stellt sich vielmehr die Frage, bei welcher Kombination aus Preis und Menge der Ambulanzbetrieb eine gewinnoptimale Konstellation erreicht.

Hierüber gibt der Cournotsche Punkt Aufschluss. Er geht davon aus, dass der Ambulanzbetrieb im Wettbewerb steht, also die Preisbildung auf dem Markt akzeptieren muss. Darüber hinaus wird angenommen, dass der Anbieter seinen Gewinn maximieren möchte. Auf der Suche nach dem maximalen Gewinn kann er den Preis variieren und hierdurch das optimale Preis-Mengen-Verhältnis ermitteln. Hierzu benötigt er jedoch eine Hilfsfunktion, die sogenannte Preis-Absatz-Funktion.

6.4.2 Preis-Absatz-Funktion als Hilfsmittel des Ambulanzcontrollings

Berücksichtigt man die Mechanismen des Marktes, stellt der Preis (also der erzielbare Erlös) einen Indikator für die Knappheit in diesem Markt dar. Diese Knappheit hängt von zwei Faktoren ab, zum einen vom Wunsch des Patienten, eine bestimmte Gesundheitsleistung zu konsumieren und zum anderen von der vorhandenen Menge der Gesundheitsleistung selbst. Somit ist die nachgefragte Menge einer Gesundheitsleistung abhängig von der Höhe seines Preises. Allen Patienten ist der Sachverhalt geläufig, dass eine Nachfrage sinkt, je höher der Preis einer bestimmten Leistung ist.

Hieraus kann eine Nachfragefunktion abgeleitet werden. Sie beschreibt das Verhalten der Patienten bei Preisänderungen für ein Gut. Der entstehende Nachfragepreis auf dem Markt zeigt die Zahlungsbereitschaft für eine bestimmte Menge einer Gesundheitsleistung.

Zur Darstellung dieses Zusammenhangs eignet sich die klassische Nachfragefunktion.

6.4 Optimale Preisbildung durch den Cournotschen Punkt

Die Nachfragefunktion geht davon aus, dass bei einem höheren Preis eine nur geringe Menge abgefragt wird, während bei einem niedrigen Preis eine höhere Menge abgefragt wird:

- Der Funktionsverlauf der Nachfragefunktion ist fallend und geht von einem fixen Ausgangspreis aus.
- Der Schnittpunkt mit der Preisachse wird als Prohibitivpreis bezeichnet (prohibitiv: verhindernd).
- Der Schnittpunkt mit der Mengenachse wir als Sättigungsmenge bezeichnet, da dann zu unterstellen ist, dass jeder Konsument dieses Gut gekauft hat.

Die klassische Nachfragefunktion wird auch als Preis-Absatz-Funktion bezeichnet (▶ Abb. 6.6).

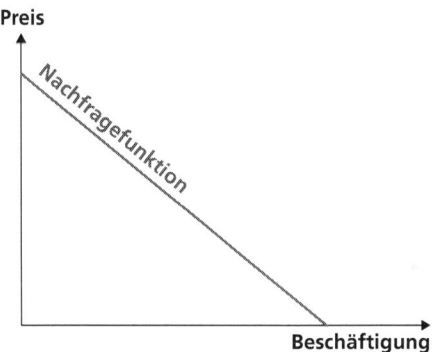

Abb. 6.6: Preis-Absatz-Funktion

Im Gegensatz zur Nachfragefunktion stellt die Angebotsfunktion die Beziehung zwischen der angebotenen Menge und dem Preis dar. Sie betrachtet die Perspektive des Anbieters. Bei einem niedrigen Preis wird der Anbieter lediglich eine kleine Menge anbieten. Die Angebotsfunktion beschreibt also das Mengenverhalten der Anbieter bei alternativen Preisen. Sie bildet somit das Gegenstück zur Nachfragefunktion.

Mit Hilfe der Angebotsfunkton wird ausgedrückt, welche Mengen die Anbieter bei einem vorgegebenen Preis anbieten. Für die Anbieter stellt der Preis also ebenfalls einen Anreiz dar, allerdings mit umgekehrten Vorzeichen zur Nachfragefunktion.

Abbildung 6.7 zeigt die klassische Angebotsfunktion (▶ Abb. 6.7).

Hauptaufgabe eines Marktes ist das Zusammenbringen von Angebot und Nachfrage. Stellt man die Nachfrage- und die Angebotsfunktion in einer gemeinsamen Abbildung dar, so erhält man das sogenannte Marktgleichgewicht an dem Punkt, an dem sich die Nachfragefunktion und die Angebotsfunktion schneiden. Bei diesem Marktgleichgewicht ist ein Preis gefunden, bei dem sowohl der Anbieter als auch der Nachfrager bereit sind, zu verkaufen bzw. zu kaufen (▶ Abb. 6.8).

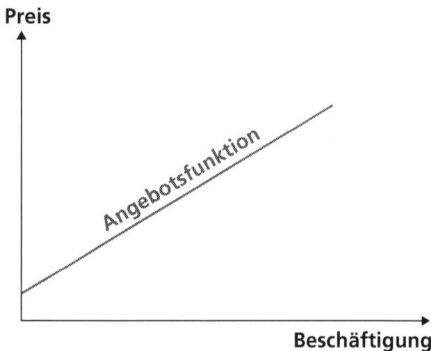

Abb. 6.7: Angebotsfunktion

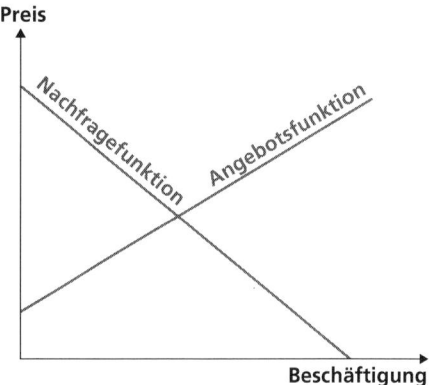

Abb. 6.8: Marktgleichgewicht

6.4.3 Herleitung des Cournotschen Punkts

Ausgehend von der Annahme, dass der Ambulanzbetrieb im Wettbewerb mit anderen steht, muss er die Preisbildung des Marktes bei der eigenen Preisfindung akzeptieren und berücksichtigen.

Im gesuchten Cournotschen Punkt geht man weiterhin davon aus, dass der Anbieter der Ambulanzleistung seinen Gewinn maximieren möchte.

Auf der Suche nach dem maximalen Gewinn kann er den Preis variieren und das Preis-Mengen-Verhältnis abbilden. Hierzu nutzt er die o. g. Preis-Absatz-Funktion und erhält im Ergebnis die gewinnmaximale Preis-Mengen-Kombination.

Wir suchen also das Maximum der Gewinnfunktion, die sich grundsätzlich aus dem Produkt des Stückerlöses (e) und der Menge (x) ergibt. Sie lautet:

$$G(x) = e * x$$

Bei Berücksichtigung der Preis-Absatz-Funktion ersetzen wir jedoch den Stückerlös durch den Funktionsverlauf der Preis-Absatz-Funktion. Wir »relativieren« also den Erlös in Abhängigkeit von der Menge. Unsere Gewinnfunktion lautet daher:

$G(x) = p(x) * x$

Aus den Grundlagen der Kostenrechnung wissen wir, dass sich der Gewinn aus der Differenz der Erlösfunktion E(x) und der Kostenfunktion K(x) errechnen lässt:

$G(x) = E(x) - K(x)$

Zur Ermittlung des Maximums der Gewinnfunktion nutzen wir die Kurvendiskussion der Differentialrechnung. Somit gilt:

$G'(x) = 0$ oder $G'(x) = E'(x) - K'(x) = 0$

Formen wir diese Gleichung um, erhalten wir:

$E'(x) = K'(x)$

Der Cournotsche Punkt geht also von der Annahme aus, dass es einen Punkt gibt, in dem die Steigung der Erlösfunktion und die Steigung der Kostenfunktion identisch sind. Haben wir diesen Punkt gefunden, projizieren wir ihn auf die Preis-Absatz-Funktion und erhalten die gewinnmaximale Preis-Mengen-Kombination, den Cournotschen Punkt (▶ Abb. 6.9).

Zur Verdeutlichung des Zusammenhangs ein Beispiel:

Ein Anbieter einer augenärztlichen Individuellen Gesundheitsleistung geht von einer Preisabsatzfunktion $p(x) = -3x + 1.200$, einer sich hieraus ergebenden Erlösfunktion $E(x) = -3x^2 + 1.200x$ und einer Kostenfunktion $K(x) = 120 + 3x^2$ aus Die Erlösfunktion leiten wir ab und erhalten:

$E'(x) = -6x + 1.200$

Ebenso verfahren wir mit der Kostenfunktion und erhalten:

$K'(x) = 6x$

Setzen wir nun die 1. Ableitung der Erlös- und der Kostenfunktion gleich, ergibt sich folgender Rechenweg:

$E'(x) = K'(x) \Leftrightarrow -6x + 1.200 = 6x$

Wir erhalten den Ergebniswert $x = 100$, den wir in die Preisabsatzfunktion einsetzen und so den Preis im Cournotschen Punkt ermitteln:

$p(100) = (-3 * 100 + 1.200) = 900\ €$

Der Cournotsche Punkt als gewinnoptimale Preis-Mengen-Kombination liegt somit bei einer Patientenzahl von 100 und einem Preis von 900 €.

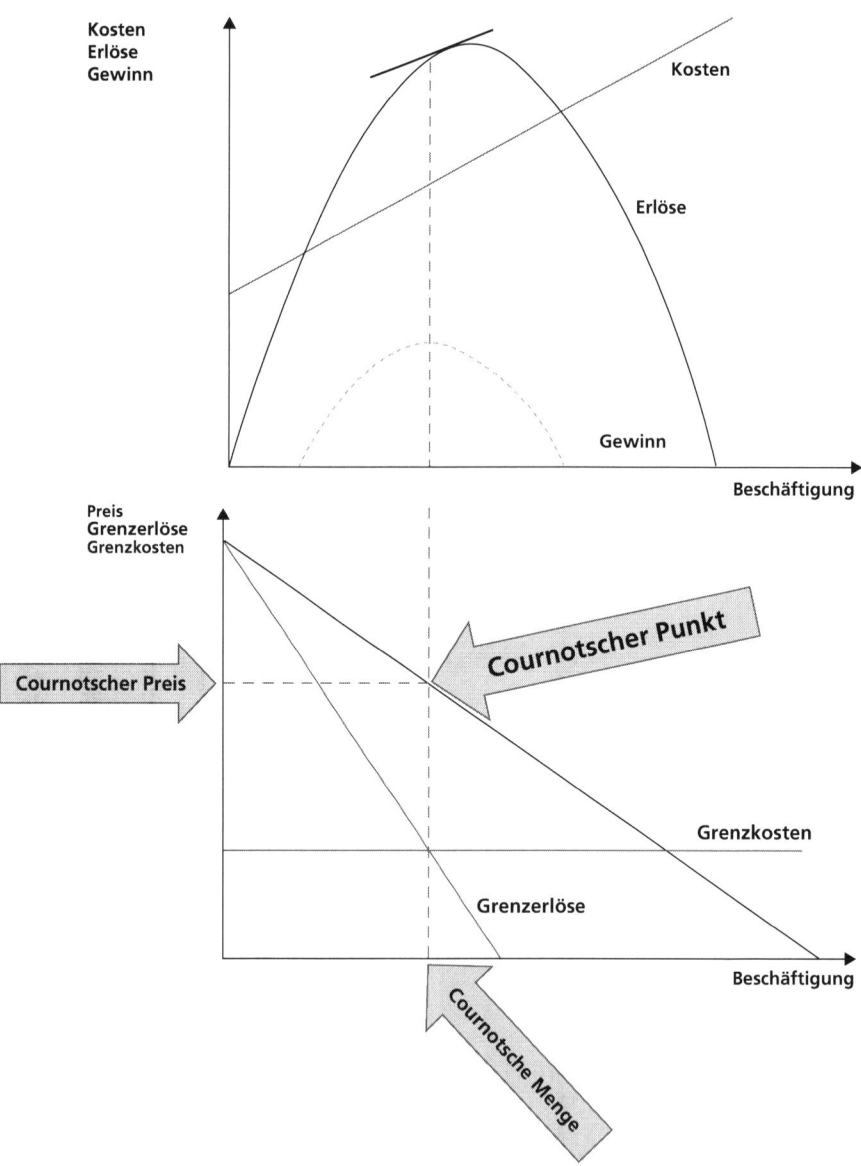

Abb. 6.9: Cournotscher Punkt (Kolb 2020, S. 92)

7 Reporting im Ambulanzbetrieb

> **In diesem Kapitel erfahren Sie...**
>
> - welche Aufgaben des Reporting im Ambulanzbetrieb erfüllt.
> - auf welche Rechtsgrundlagen wir bauen können.
> - inwiefern das Reporting gestört werden kann.
> - worin die Vor- und Nachteile standardisierter Berichte liegen.

7.1 Aufgaben des Reportings

Die beste Auswertung durch das Controlling ist sinnlos, wenn der Empfänger diese nicht versteht oder er zu viel Zeit für die Deutung der Inhalte aufwenden muss. Das Reporting im Ambulanzcontrolling stellt ein System zur Speicherung, Wiedergewinnung, Verknüpfung und Auswertung von Informationen dar und gehört wie andere Management-Informationssysteme zu den Eckpfeilern der Steuerung.

In der Praxis recht komplex, ist die Theorie hierbei schnell umrissen: Die Informationen müssen zur rechten Zeit, am rechten Ort, in der gewünschten Form und der richtigen Person zugänglich sein. Zu unterscheiden sind:

- das Berichtwesen, welches alle Personen, Einrichtungen, Regelungen, Daten und Prozesse, mit denen Berichte erstellt und weitergegeben werden, umfasst und
- das Berichtssystem, das die von einem Betrieb auf die eigenen Belange angepasste und geordnete Struktur aller Berichte darstellt.

7.2 Rechtsgrundlagen des Reportings

Bereits vorgestellt wurden die in dem Ambulanzbetrieb durch die Patientenbehandlung und -abrechnung vorliegenden Daten wie Fallzahl, Patientenkontakte oder Bewertungsrelationen. Darüber hinaus existieren für den Ambulanzbetrieb –

im Gegensatz zum stationären Sektor – recht wenige Vorgaben auf der gesetzgeberischen Ebene. Dies liegt nicht am Desinteresse des Gesetzgebers an den Inhalten, sondern vielmehr an der Struktur der Versorgung. Die einzelnen Vertragsärzte und Psychotherapeuten sind in der jeweiligen Kassenärztlichen Vereinigung des Landes organisiert, die wiederum in der übergeordneten Einheit Kassenärztliche Bundesvereinigung zusammengefasst werden. Über die jeweils zuständige Kassenärztliche Vereinigung eines Landes erfolgt die Vergütung der Leistungen des einzelnen Arztes im Rahmen der kassenärztlichen Gesamtvergütung und hieraus ergeben sich die relevanten statistischen Daten.

Bereits im Jahr 2004 legte jedoch das GKV-Modernisierungsgesetz erste Grundlagen für die Nutzung der Daten in der Gesetzlichen Krankenversicherung. Diese wurden im Jahr 2012 durch das GKV-Versorgungsstrukturgesetz überarbeitet und ergänzt. Aktuell gilt die Fassung der Verordnung zur Umsetzung der Vorschriften über die Datentransparenz (Datentransparenzverordnung – DaTraV) aus dem Jahr 2020.

Sie basiert auf einer Bestimmung des § 303b SGB V, der es den Krankenkassen erlaubt, versichertenbezogene, aber pseudonymisierte Daten an den Spitzenverband Bund der Krankenkassen als Datensammelstelle zu übermitteln. Neben den Angaben zu Alter, Geschlecht und Wohnort und dem Versicherungsverhältnis werden u. a. auch die Kosten- und Leistungsdaten nach den §§ 295, 295a, 300, 301, 301a und 302 und Angaben zu den abrechnenden Leistungserbringern erfasst.

Im Einzelnen sind folgende Kosten- und Leistungsdaten zu übermitteln:

- die Betriebsstättennummer,
- die lebenslange Arzt- oder Zahnarztnummer gemäß Anlage 1 der Vereinbarung über eine zentrale Arztnummernvergabe nach § 293 Abs. 7 SGB V jeweils des behandelnden Arztes und des überweisenden Arztes,
- die Art der Behandlung,
- den Beginn und das Ende der Behandlung je Quartal,
- die Art der Inanspruchnahme,
- das Entbindungsdatum,
- die Fallkosten inklusive der Dialysesachkosten,
- den Erkrankungs- und Leistungsbereich nach § 116b Abs, 1 SGB V,
- die Diagnoseart,
- die Diagnosen nach der Internationalen Klassifikation der Krankheiten in der jeweiligen vom Deutschen Institut für medizinische Dokumentation und Information im Auftrag des Bundesministeriums für Gesundheit herausgegebenen deutschen Fassung nach § 295 Abs. 1 S. 2 SGB V mit Angaben zur Diagnosesicherheit, zur Lokalisation und zum Diagnosedatum, soweit standardmäßig über die §§ 295 und 295a SGB V übermittelt,
- Befunde der Zahnärzte,
- bei ambulanten Operationen die Operationen- und Prozedurenschlüssel nach § 295 Abs. 1 S. 4 SBG V mit Lokalisation der Operation oder Prozedur und Datum,
- die nach den §§ 295 und 295a SGB V abgerechneten ärztlichen und zahnärztlichen Gebührenpositionen mit Behandlungsdatum, mit Anzahl der Gebührenpositio-

nen und den in Rechnung gestellten Entgelten, der Abrechnungsbegründung und der Sachkostenbezeichnung,
- die Angabe zu Zweitmeinungen gemäß der Richtlinie über die Konkretisierung des Anspruchs auf eine unabhängige ärztliche Zweitmeinung gemäß § 27b Abs. 2 SGB V,
- Angaben zur Vermittlungsart durch und Kontaktart mit der Terminservicestelle nach § 87a Abs. 3 S. 5 Nr. 3 bis 6 SGB V, der Datumsangabe des Kontakts und der Arztgruppe des behandelnden Arztes,
- die Bewertung und die Vertragsnummer für Verträge im Rahmen von Modellvorhaben nach § 64e SGB V und der hausarztzentrierten Versorgung nach § 73b SGB V und der integrierten Versorgung nach § 140a SGB V und § 73c SGB V in der bis zum 22. Juli 2015 geltenden Fassung.

Wie in jedem anderen Betrieb bestehen auch im Ambulanzbetrieb allgemeine und spezielle Aufgaben, die mit Hilfe eines sachgerechten Reportings gelöst werden sollen:

- Zu den allgemeinen Aufgaben zählen das Erkennen und Bewerten von Planrealitäten, die Visualisierung der am Unternehmenserfolg beteiligten Verantwortungsbereiche, die Erforschung von Ursachen einer Abweichung oder das Einleiten von Gegenmaßnahmen.
- Zu den speziellen Aufgaben zählen die Erstellung des internen Budgets und seine Kontrolle, die Bewertung und Realisation von Alternativen, die Gründung, Ausgründung oder Umwandlung des Ambulanzbetriebs, die Einführung neuer Produkte für Selbstzahler oder die auf unterschiedlichen Ebenen angesiedelten Vergleichsverfahren.

7.3 Störgrößen des Reportings

Jeder kennt sie: unendliche Zahlenkolonnen, nichtssagende Tabellen, schlecht erläuterte Auswertungen oder überbordende Erläuterungen, ohne die das Reporting dennoch überhaupt nicht zu verstehen wäre. Informationen erscheinen an zwei verschiedenen Stellen im Berichtssystem und weichen dann auch noch voneinander ab. Eigentlich nicht vergleichbare Objekte werden miteinander in Bezug gesetzt (Vergleich von »Äpfeln und Birnen«). Nicht selten werden nicht mehr benötigte Berichte fortgeführt oder man erstellt sie ohne Zielgruppenorientierung. Derartige Mängel gilt es bereits im Vorfeld des Reportings zu bedenken und natürlich zu vermeiden (▶ Abb. 7.1). Auch die Gründe, warum Informationen nicht beim Empfänger ankommen, sind vielfältig:

- Im Zeitalter der elektronischen Kommunikation kommt ein Report schlichtweg technisch nicht an, weil z. B. ein Server nicht arbeitet oder eine E-Mail-Adresse falsch ist.

- Der Bericht ist unklar und wird falsch verstanden, weil z. B. Begriffe verwechselt werden (z. B. Vollkosten, Teilkosten).
- Der Empfänger verwendet den Bericht für einen anderen Zweck, als der Absender es vorgesehen hatte.
- Der Empfänger hat keine Zeit zum Lesen des Berichts und »legt ihn einfach ab.«
- Der Empfänger hat schlichtweg kein Interesse.
- Die Informationen sind für den Empfänger nicht relevant oder der Empfänger versteht die Bedeutung nicht.

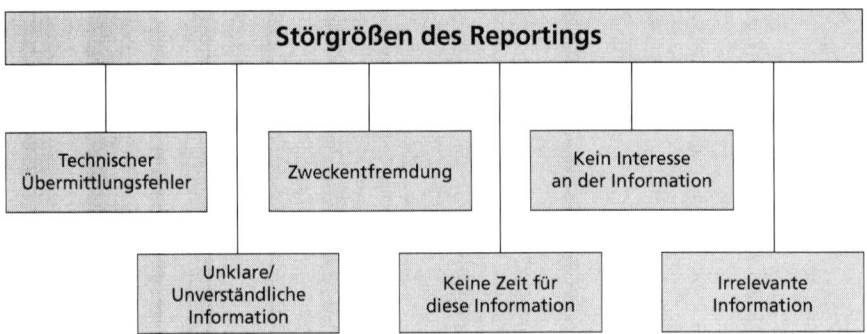

Abb. 7.1: Störgrößen des Reportings

Auch wenn der Ambulanzbetrieb zu den eher kleineren Betrieben im Gesundheitswesen gehört, benötigt er dennoch ein Berichtswesen. Mögliche Bausteine hierbei können die Erfolgsrechnung, der Finanzbereich, die Materialwirtschaft oder der Personalbereich sein.

- Zur Erfolgsrechnung zählt die Darstellung des Umsatzes, der Vertriebs- und Verwaltungskosten, der sonstigen Kosten, der Leistungen oder des Betriebsergebnisses.
- Im Finanzbereich werden primär die Liquiditätsentwicklung, die Investitionsentwicklung oder sonstige Finanzkennzahlen betrachtet.
- Der Materialbereich interessiert sich für Preise und Preisabweichungen oder die sog. Lagerumschlagshäufigkeit.
- Für den Personalbereich schließlich werden neben den Personalkennzahlen die Lohn- und Gehaltskosten, der Krankenstand und die Fluktuation präsentiert.

Je größer ein Unternehmen, desto vielfältiger sind die Anforderungen an das Berichtswesen. Ist ein Ambulanzbetrieb Teil einer großen MVZ-Kette, so kommen unterschiedliche Anforderungen aus allen Bereichen des Gesamtunternehmens. Für eine grundlegende Form der Einheitlichkeit können standardisierte Berichte sorgen. Sie werden in regelmäßigen Zeitabständen erstellt und decken den »mittleren Informationsbedarf«. Sie enthalten eine standardisierte Menge an Informationen. Typische Vertreter diese Standardberichte sind Kostenstellenberichte über das gesamte

Unternehmen mit Soll-Ist-Vergleichen, die dann durch weiterführende Spezialberichte ergänzt werden.

7.4 Vor- und Nachteile von Standardberichten

Die Bildung von Standardberichten ermöglicht eine konstante, umfassende, systematische und koordinierte Informationsbereitstellung. Hierdurch wird für die unterschiedlichen Adressaten im Ambulanzbetrieb ein grundsätzlich einheitlicher Informationsstand sichergestellt.

Durch das regelmäßige Erscheinen der Standardberichte steigt die Akzeptanz der Informationsversorgung und die Standardisierung übt das Berichtsbild und somit den Wiedererkennungsgrad ein.

Nicht zuletzt stellt die Standardisierung einen wesentlichen Einflussfaktor auf die Wirtschaftlichkeit im Ambulanzbetrieb dar.

Bei aller Standardisierungseuphorie muss jedoch klar sein, dass derartige Berichte nie so spezifisch sein können wie Spezialberichte.

Zudem besteht die Gefahr einer verzögerten Informationsweitergabe, was u. U. zu einer mangelnden Aktualität führt.

Schließlich kann es sein, dass der Empfänger durch zu viele allgemeine Informationen unter Umständen nicht in der Lage ist, die wesentlichen Informationen zu erkennen und wahrzunemen.

8 Personalbedarfsermittlung im Ambulanzbetrieb

> **In diesem Kapitel erfahren Sie...**
>
> - warum Personalbedarfsermittlung im Gesundheitsbetrieb wichtig ist und was man darunter versteht.
> - wie man die Jahresarbeitszeit ermittelt.
> - worin der Unterschied zwischen Brutto- und Nettojahresarbeitszeit besteht.
> - warum am Ende der Anhang 3 des EBM die Kalkulation so einfach macht.

Eine recht anspruchsvolle Aufgabe des Ambulanzcontrollings kann darin bestehen, die sachgerechte Personalausstattung des Ambulanzbetriebs zu kalkulieren. Neben den klassischen Methoden der Refa-Studien in Form von Multimomentaufnahmen oder der Übernahme von Standardwerten aus Vergleichen mit anderen Ambulanzbetrieben kann auch auf Basis des EBM eine solche Kalkulation erstellt werden. Neben einer Leistungsstatistik der erbrachten Leistungen bedarf es hierzu des Anhangs 3 zum EBM, der – wie wir wissen – eigentlich zu anderen Zwecken formuliert wurde. Er dient originär der Vorgabe von standardisierten Zeiten. Diese Prüfzeiten können jedoch auch für die Zwecke einer Personalkalkulation genutzt werden.

> **Anhand eines fiktiven und vereinfachten Beispiels soll diese Vorgehensweise erläutert werden:**
>
> In einer augenärztlichen Ambulanz des vertragsärztlichen Bereichs werden Praxiszeiten von 07:00 bis 17:00 Uhr an 5 Tagen in der Woche angeboten. Entgegen der gelebten Praxis ist es der dort tätigen Vertragsärztin möglich, die täglichen Pausenzeiten von insgesamt 90 Minuten (60 Minuten Mittagszeit, 15 Minuten jeweils am Vormittag und am Nachmittag) einzuhalten. Die Ambulanz steht den Patienten an 251 Betriebstagen im Jahr zur Verfügung. Die durchschnittliche Ausfallzeit der Ärztin für Krankheit, Urlaub, Fortbildungen liegt bei 20 %. Hieraus ergibt sich eine Nettojahresarbeitszeit für die Ärztin, während der sie für die Leistungserbringung zur Verfügung steht, in Höhe von 96.384 Minuten (▶ Tab. 8.1).

Tab. 8.1: Berechnung der Nettojahresarbeitszeit (20 % Ausfallzeit)

Dauer Arbeitstag (von – bis)	07:30 Uhr	17:00 Uhr	09:30 Std.
Pausenzeiten			01:30 Std.
Patientenzeit in Stunden			08:00 Std.
Patientenzeit in Minuten			480 Min.
Betriebstage (Jahr)			251 Tage
Bruttojahresarbeitszeit			120.480 Min.
Ausfallzeit (Urlaub, Krankheit, Fortbildung)	20 %		24.096 Min.
Nettojahresarbeitszeit			**96.384 Min.**

Aufgrund der massiv gestiegenen zeitlichen Beanspruchung der Ärztin scheint jedoch eine Ausfallzeit in Höhe von 20 % nicht mehr sachgerecht, sodass hierfür der Prozentsatz angehoben werden könnte. Eine Anhebung (im Beispiel um weitere 10 %) ergäbe dann eine geringere Nettojahresarbeitszeit in Höhe von 84.336 Minuten (▶ Tab. 8.2).

Tab. 8.2: Berechnung der Nettojahresarbeitszeit (30 % Ausfallzeit)

Dauer Arbeitstag (von – bis)	07:30 Uhr	17:00 Uhr	09:30 Std.
Pausenzeiten			01:30 Std.
Patientenzeit in Stunden			08:00 Std.
Patientenzeit in Minuten			480 Min.
Betriebstage (Jahr)			251 Tage
Bruttojahresarbeitszeit			120.480 Min.
Ausfallzeit (Urlaub, Krankheit, Fortbildung)	30 %		36.144 Min.
Nettojahresarbeitszeit			**84.336 Min.**

Der möglichen Leistungszeit der Ärztin stehen 7.500 zu versorgende Patienten gegenüber. Im Rahmen dieser Kalkulation wird vereinfachend unterstellt, dass jeder dieser Patienten im Quartal lediglich 1 x die Praxis aufsucht. Ergäben sich mehrere Arzt-Patienten-Kontakte pro Patient und Quartal, müsste dies unter Umständen bei der Betrachtung der sog. Prüfzeiten berücksichtigt werden. In diesen Fällen steigt der zeitliche Aufwand für den Patienten, jedoch nicht der Erlös, da die Leistung über eine Grundpauschale vergütet wird. Die Summe der Leistungszeiten ergibt sich in Höhe von 99.580 Leistungsminuten (▶ Tab. 8.3).

Tab. 8.3: Beispielhafte Darstellung der Leistungsminuten

Anzahl	GOP	Leistungslegende	BewRel	Kalk. Zeit	Minuten
2.500	06210	Grundpauschale bis 5. Lebensjahr	149	11	27.500
2.500	06211	Grundpauschale 6.–59. Lebensjahr	117	8	20.000
2.500	06212	Grundpauschale ab 60. Lebensjahr	136	10	25.000
240	06320	Zusatzpauschale Schielbehandlung bis 5. Lebensjahr	242	6	1.440
2.400	06333	Binokulare Untersuchung es Augenhintergrunds	53	3	7.200
240	06341	Erstanpassung und Auswahl der Kontaktlinse(n)	507	31	7.440
1.000	06343	Bestimmung von Sehhilfen	254	11	11.000
Summe Leistungszeiten					**99.580**

Aus der Division der Summe der Leistungsminuten durch die Nettojahresarbeitszeit ergibt sich ein Personalbedarf in Höhe von 1,03 Vollkräften (20 % Ausfallzeit) bzw. 1,18 Vollkräften (30 % Ausfallzeit).

9 Ein Wort zum Schluss

Eine ganz spezielle Materie – der Ambulanzbetrieb: kurze Behandlungszyklen, eine hohe Patientendichte, doch kein Patient gleicht dem anderen. Das soll mit Hilfe eines Controllingsystems gesteuert werden können? Keine einfache Sache, aber machbar! Fest steht: DAS für alle Ambulanzgeschehen passende Controllingsystem gibt es nicht. Es bedarf einer Toolbox, die an die eigenen Bedürfnisse angepasst werden muss. Je nach Ausrichtung der Ambulanztätigkeit braucht es unterschiedliche Werkzeuge. Im Fall einer eher privatärztlichen Ausrichtung sind Verfahren der Kalkulation und der Gewinnanalyse von Vorteil. In primär vertragsärztlich ausgerichteten Ambulanzen zur Behandlung gesetzlich Versicherter stehen eher das Zustandekommen und die Analyse der Budgets im Fokus.

Das vorliegende Werk liefert einen Überblick und soll den geneigten Leser dabei unterstützen, eine Auswahl an Werkzeugen zu treffen. Nach der Hinführung zum Controlling, einem Ausflug über die zugrunde liegenden Gebührenordnungen und Tarife und einem kurzen Einblick in die Kostenrechnung werden Möglichkeiten der Leistungserfassung, Werkzeuge zur Analyse und Kalkulation von Leistungen bis hin zum Reporting im Ambulanzbetrieb vorgestellt. Ein einfaches Anwendungsbeispiel zur Ermittlung des Personalbedarfs in der Ambulanz rundet diesen Werkzeugkasten ab. Sicher bedarf es weiterer Recherchen vor Ort und ergänzender Literatur. Es ist ja schließlich nur der erste Schritt auf einem spannenden Weg in das Controlling der ambulanten Leistungen.

Verzeichnisse

Abkürzungsverzeichnis

AfA	Abschreibung für Abnutzung
BEP	Break-Even-Point
BMV-Ä	Bundesmantesvertrag Ärzte
bspw.	beispielsweise
db	Stückdeckungsbeitrag
DB	Gesamtdeckungsbeitrag
DRG	Diagnosis Related Group
E	Gesamterlös
e	Stückerlös
EBM	Einheitlicher Bewertungsmaßstab
FZ	Fallzahl
G	Gesamtgewinn
g	Stückgewinn
ger.	gerundet
GOÄ	Gebührenordnung für Ärzte
ICD	International Classification of Diseases
K'	Grenzkosten
K_f	Fixe Gesamtkosten
k_f	Fixe Stückkosten
K_v	Variable Gesamtkosten
k_v	Variable Stückkosten
OPS	Prozedurenschlüssel
VK	Vollkraft
x_p	Planmenge

Verzeichnis der englischen Begriffe

Abschreibung	depreciation
Abschreibungsquote	depreciation rate
Abweichung	deviation

Verzeichnis der englischen Begriffe

Abweichungsanalyse	variance analysis
Ambulante Leistung	outpatient service
Ambulante Operation	outpatient operation
Anderskosten	outlay costs
Anschaffungskosten	historic costs
Arithmetischer Mittelwert	arithmetic mean
Aufspaltung (der Kosten)	cost splitting
Aufwand	expenditure
außerordentlich	extraordinary
Behandlungsfall	treatment case
Beschäftigung	activity
betrieblich	operational
Betriebsvergleich	benchmarking
Betriebsvermögen	business assets
bewertet	valued
Bewertungsrelation	valuation ratio
Bezugsgröße	reference value
Controlling	managerial accounting
Cournotscher Punkt	point of Cournot
Datenübermittlung	data transmission
Deckungsbeitrag	contribution margin
Deckungsbeitragsrechnung	contribution accounting
Diagnoseschlüssel	diagnosis key
Dienstleistungen	services
Direkte Kosten	direct costs
Eigenkapital	equity capital
Einweisung	hospital admission
Entwicklungskosten (Zielkostenrechnung)	drifting costs
Erfahrungskurve	experience curve
Erlaubte Kosten (Zielkostenrechnung)	allowable costs
Erlös	revenue
Ermächtigter Arzt	approved medical practitioner
Ertrag	income
Facharzt	medical specialist
Fachärztliche Versorgung	specialist care
Finanzierung	financing
Fixe Kosten	fixed costs
Forderungsausfall	bad debt
Forderungsmanagement	receivables management
Fremdkapital	debt capital
Gebührenordnung	scale of fees for physicians (sinngemäß)
Gehalt	salary
Gemeinkosten	overheads
Gemeinschaftspraxis	group practice
Gesundheitsbetrieb	health care company

Gewinn	profit
Gewinnschwelle	breakeven
Grenzkosten	marginal costs
Grundkosten	basic costs
Güter	goods
Hausärztliche Versorgung	general practice
Haustarif	in-house wage agreement
Hochschulambulanz	university ambulance
Indirekte Kosten	indirect costs
Institutsambulanz	outpatient clinic
Kalkulatorische Kosten	imputed costs
Kalkulatorischer Unternehmerlohn	calculated entrepreneurs' salary
Kapazitätsgrad	capacity rate
Kapital	capital
Kassenbestand	cash
Kennzahl	measure
Kennzahlensystem	performance measurement system
Kosten	costs
Kostenrechnung	cost accounting
Krankentransport	patient transport
Lagerkostensatz	holding costs
Leistung	output
Leistungserstellung	output of production
Liquidation	accounting
Liquide Mittel	liquid funds
Liquidität	liquidity
Lohn	wage
Miete	rent
Mittelbar	indirect
Medizinisches Versorgungszentrum	medical-care centre
neutral	neutral
Operative Planung	operational planning
Operatives Controlling	operational controlling
Periodenfremd	relating to other periods
Persönliche Leistung	personal performance
Poliklinik	poly-clinical ambulance
postoperativ	postoperative
präoperativ	preoperative
Preis-Absatz-Funktion	price-demand-function
Preissteigerung	price increase
Primärleistung	primary services
Privatärztliche Leistung	private medical service
Produktionsfaktor	production factor
Produktivität	productivity
Produktlebenszyklus	product life cycle
Profit (Zielkostenrechnung)	target profit

Prozedurenschlüssel	operation and procedure code
Prozesskostenrechnung	process cost calculation
Psychiatrische Institutsambulanz	psychiatric institutional outpatients' department
Quartalsabrechnung	quarterly accounts
Rentabilität	profitability
Rezept	prescription
Rohstoff	raw material
Sachkostenpauschale	lump sum payments for materials
Sachziel	operating objective
sachzielorientiert	oriented to the goal
Sekundärleistung	secondary performance
Sicherheitskoeffizient	safety coefficient
Sicherstellung	securing
Soll-Ist-Vergleich	variance analysis
Sozialpädiatrisches Zentrum	Social-Pediatric Center
Sprechstundenbedarf	medical supplies
Standardabweichung	standard deviation
Standardkosten (Zielkostenrechnung)	drifting costs
Stärken-Schwächen-Analyse	SWOT-analysis
Stationäre Leistung	inpatient services
Strategische Controlling	strategic controlling
Strategische Planung	strategic planning
Tarif	tariff
Teilkosten	direct costs
Überweisung	referral
Umsatz	revenue
Umsatz	sales
Umsatz	turnover
Unternehmerlohn	employer's salary
Variable Kosten	variable costs
Varianz	Variance
Variationskoeffizient	coefficient of variation
Verkaufserlös	proceeds on sale
Vermögen	assets
Vertragsarzt	contractual physician
Vollkosten	full costs
Wagnis	risk
Wertanalyse	value analysis
Werteentstehung	development of a value
Werteverzehr	decline in the value
Zahnarzt	dentist
Zielkosten	target costs
Zielkostenrechnung	target costing
Zinsen	interest
Zinssatz	rate (of interest)

Zulassung admission
Zusatzkosten additional costs
Zweckaufwand expenditures to our goal in the company

Abbildungsverzeichnis

Abb. 2.1: Auszug aus Anhang 1 zum EBM 22
Abb. 2.2: Auszug aus Anhang 2 zum EBM 22
Abb. 2.3: Auszug aus Anhang 3 zum EBM 23
Abb. 2.4: Auszug aus Anhang 4 zum EBM 25
Abb. 2.5: Auszug aus Anhang 6 zum EBM 25
Abb. 2.6: Musterrechnung nach dem EBM 27
Abb. 2.7: Musterrechnung nach der GOÄ 28
Abb. 2.8: Schematische Darstellung der Ermittlung des Regelleistungsvolumens 33
Abb. 2.9: Beispielhafte Ermittlung des Regelleistungsvolumens 35
Abb. 2.10: Schematische Darstellung Simultaneingriff 43
Abb. 3.1: Fixe und variable Kosten 48
Abb. 3.2: Gesamtkosten 49
Abb. 3.3: Sprungfixe Kosten 49
Abb. 3.4: Funktion der abnehmenden Durchschnittskosten 53
Abb. 3.5: Funktion der Grenzkosten 55
Abb. 3.6: Kostenverrechnungsprinzipien 56
Abb. 3.7: Proportional verlaufende Kostenfunktion 59
Abb. 3.8: Überproportional verlaufende Kostenfunktion 60
Abb. 3.9: Unterproportional verlaufende Kostenfunktion 60
Abb. 3.10: Regressiv verlaufende Kostenfunktion 60
Abb. 3.11: Zusammenhang der Nutz- und Leerkosten 62
Abb. 3.12: Übersicht Kostenpauschalen 66
Abb. 3.13: EBM 40110 67
Abb. 3.14: EBM 40160 67
Abb. 3.15: EBM 40300 68
Abb. 3.16: Gliederung der Kostenstellen 69
Abb. 3.17: Primäre und sekundäre Gemeinkosten 70
Abb. 3.18: Schematischer Aufbau des Betriebsabrechnungsbogens 71
Abb. 3.19: Schematische Darstellung des Treppenverfahrens 74
Abb. 4.1: Möglichkeiten der Leistungserfassung 81
Abb. 5.1: Muster für ein Ambulanz-Cockpit 90
Abb. 5.2: Vergleichsgrafik Säulendiagramm 92
Abb. 5.3: Vergleichsgrafik Liniendiagramm 93
Abb. 5.4: Lorenzkurze der A-, B- und C-Artikel 96

Abb. 5.5:	Zusammenhang zwischen ABC- und XYZ-Analyse	97
Abb. 5.6:	Beschaffungsstrategien nach der XYZ-Analyse	98
Abb. 5.7:	Abgrenzung der Teilkostenrechnungssysteme	103
Abb. 5.8:	Gewinnschwellenrechnung	107
Abb. 5.9:	Gewinnzone und Gewinngrenze	108
Abb. 5.10:	Schematische Darstellung des Break-Even-Points	110
Abb. 5.11:	Beispiel Break-Even-Beschäftigung	111
Abb. 5.12:	Variation des Beispiels Break-Even-Beschäftigung	113
Abb. 5.13:	Schematische Darstellung des Portfolios	116
Abb. 5.14:	Anwendung der Portfolio-Darstellung	117
Abb. 5.15:	Darstellung der Beispielwerte	118
Abb. 5.16:	Days-of-Working-Capital-Zyklus im Ambulanzbetrieb	122
Abb. 5.17:	Prozessablauf von der Patientenbehandlung zur Rechnungsstellung	124
Abb. 5.18:	Struktur der Plankostenrechnungs-Systeme	125
Abb. 5.19:	Beispiel zur starren Plankostenrechnung	128
Abb. 5.20:	Beispiel zur flexiblen Plankostenrechnung	131
Abb. 6.1:	Schema der Zuschlagskalkulation	140
Abb. 6.2:	Prozess der Zielkostenermittlung	142
Abb. 6.3:	Prozessschritte der Zielkostenrechnung	143
Abb. 6.4:	Aufspaltung der Kosten	144
Abb. 6.5:	Grafische Darstellung Zielkostenmatrix	148
Abb. 6.6:	Preis-Absatz-Funktion	151
Abb. 6.7:	Angebotsfunktion	152
Abb. 6.8:	Marktgleichgewicht	152
Abb. 6.9:	Cournotscher Punkt	154
Abb. 7.1:	Störgrößen des Reportings	158

Tabellenverzeichnis

Tab. 2.1:	Arztgruppenspezifische Fallpunktzahlen	31
Tab. 2.2:	Ermittlung der Fallpunktzahlen	33
Tab. 2.3:	Beispiel eines Operationskatalogs	38
Tab. 2.4:	Eingriffskategorien der Fachgebiete	39
Tab. 2.5:	Kategorien der kalkulierten Schnitt-Naht-Zeiten	40
Tab. 3.1:	Darstellung der Verrechnungssätze mit Vor- und Endkostenstellen in der Gynäkologie	74
Tab. 3.2:	Darstellung der Verrechnungssätze mit Vor- und Endkostenstellen in der Radiologie	76
Tab. 5.1:	Darstellung der Entwicklung der Arzt-Patienten-Kontakte	86
Tab. 5.2:	Vergleich der Quartalserlöse einer augenärztlichen Vertragsarztpraxis	92

Tab. 5.3: Materialwirtschaft einer augenheilkundlichen Praxis 94
Tab. 5.4: Jahresbedarfermittlung 94
Tab. 5.5: Sortierung der Jahresbedarfe... 95
Tab. 5.6: Mehrstufige Deckungsbeitragsrechnung............................. 105
Tab. 5.7: Mögliche Fristenkontrolle im Ambulanzbetrieb..................... 124
Tab. 6.1: Zuschlagssatz 134
Tab. 6.2: Ergebnis Prozessanalyse 145
Tab. 6.3: Ergebnis Patientenbefragung 145
Tab. 6.4: Anteil Teilprozesse an Funktion 146
Tab. 6.5: Ermittlung der Teilgewichte 146
Tab. 6.6: Zielkostenmatrix... 147
Tab. 8.1: Berechnung der Nettojahresarbeitszeit (20 % Ausfallzeit)........... 161
Tab. 8.2: Berechnung der Nettojahresarbeitszeit (30 % Ausfallzeit)........... 161
Tab. 8.3: Beispielhafte Darstellung der Leistungsminuten..................... 162

Literaturverzeichnis

Arnold, W. G.., Botta V., Weinaug A. A., Pech U. (2002): Rechnungswesen und Controlling. Herne: NWB.
Brück, D. et. al. (2023): Kommentar zur Gebührenordnung für Ärzte (GOÄ). Köln: Deutscher Ärzteverlag.
Conrad, H. J. (2015): Das erfolgreiche Krankenhaus. Berlin: Medizinisch Wissenschaftliche Verlagsgesellschaft.
Däumler, K.-D., Grabe, J. (1992): Kostenrechnungslexikon. Herne: NWB.
Däumler, K.-D., Grabe, J. (2013): Kostenrechnung 1. Herne: nwb Studium.
Däumler, K.-D., Grabe, J. (2013): Kostenrechnung 2. Herne: nwb Studium.
Däumler, K.-D., Grabe, J. (2015): Kostenrechnung 3. Herne: nwb Studium.
Eisenschink, C. (2013): Controlling. Herne: Kiehl.
Fischbach, V. (2017): Grundlagen der Kostenrechnung. München: Vahlen.
Freidank, C.-C. (2007): Kostenrechnung: Grundlagen des innerbetrieblichen Rechnungswesens und Konzepte des Kostenmanagements. München: Oldenburg.
Friedl, G., Hofmann, C., Pedell, B. (2017): Kostenrechnung. München: Vahlen.
Frodl, A. (2011): Kostenmanagement und Rechnungswesen im Gesundheitsbetrieb. Wiesbaden: Gabler.
Gladen, W. (2001): Kennzahlen und Berichtssysteme. Wiesbaden: Gabler.
Goldschmidt, A., Kalbitzer, M. (2005): Praxishandbuch Medizincontrolling (Gesundheitswesen in der Praxis). Heidelberg: Economica.
Graumann, M. (2014): Controlling. Herne: nwb Sudium.
Graumann, M. (2017): Kostenrechnung und Kostenmanagement. Herne: nwb Studium.
Graumann M., Schmidt-Graumann A. (2016): Rechnungslegung und Finanzierung von Krankenhäusern. Herne: nwb Studium
Griga, M., Kosiol, A., Krauleidis, R. (2017): Controlling für Dummies. Weinheim: Wiley-VCH.
Haberstock, P. (2008): Kostenrechnung: Kostenrechnung I. Berlin: Erich Schmidt.
Hentze, J., Kehres E. (2019): Kosten- und Leistungsrechnung in Krankenhäusern. Stuttgart: Kohlhammer.
Hentze, J., Kehres E. (2010): Krankenhauscontrolling. Stuttgart: Kohlhammer.
Hering, E., Rieg R. (2002): Prozessorientiertes Controlling-Management. München: Hanser.

Horsch, J. (2010): Kostenrechnung. Wiesbaden: Gabler.
Horvath, P., Gleich R. (2015): Controlling. München: Vahlen.
Hummel, S., Männel W. (1983): Kostenrechnung 1. Wiesbaden: Gabler.
Hummel, S., Männel W. (1986): Kostenrechnung 2. Wiesbaden: Gabler.
Jandt, J. (2003): Trainingsfälle Kostenrechnung. Herne: NWB.
Kassenärztliche Bundesvereinigung (2024): Einheitlicher Bewertungsmaßstab. Berlin: KBV.
Kolb, T. (2016): Einführung in die Abrechnung ambulanter Leistungen. Kulmbach: Mediengruppe Oberfranken.
Kolb, T. (2018): Grundwissen Buchführung, Jahresabschluss, Kosten- und Leistungsrechnung: Eine Einführung für Gesundheitsbetriebe. Stuttgart: Kohlhammer.
Kolb, T. (2020): Controlling in Gesundheitsbetrieben. Stuttgart: Kohlhammer.
Langenbeck, J. (2008): Kosten- und Leistungsrechnung. Herne: nwb Studium.
Langenbeck, J., Burgfeld-Schächer, B. (2017): Übungen zur Kosten- und Leistungsrechnung. Herne: nwb Studium.
Maier, B. (Hrsg.) (2014): Controlling in der Gesundheitswirtschaft. Stuttgart: Kohlhammer.
Michel, R., Torspecken, H.-D., Großmann,U. (1992): Grundlagen der Kostenrechnung 1. München: Hanser.
Michel, R., Torspecken, H.-D., Jandt J. (2004): Neuere Formen der Kostenrechnung mit Prozesskostenrechnung. München: Hanser.
Olfert, K. (2013): Kostenrechnung. Herne: Kiehl.
Peemöller, V. (2005): Controlling. Herne: nwb Studium.
Preißler, P. (2013): Controlling. Berlin: Oldenburg.
Reim, J. (2019): Kosten- und Leistungsrechnung: Instrumente, Anwendung, Auswertung. Wiesbaden: Springer Gabler.
Schlüchtermann, J. (2013): Betriebswirtschaft und Management im Krankenhaus. Berlin: Medizinisch Wissenschaftliche Verlagsgesellschaft.
Scholz, H.-G. (2001): Kosten-Management. München: Hanser.
Schwarzmaier, U., Mayr, C. (2018): Übungsbuch Controlling. Herne: Kiehl.
Schwien, B., Hoffmeister, D. (2018): Kosten- und Leistungsrechnung in der Sozialwirtschaft. Stuttgart: Schäffer-Poeschel.
Steger, J. (2017): Kennzahlen und Kennzahlensysteme. Herne: nwb Studium.
Straub, S., Sperling, M. (2016): Controlling und Businessplan. Berlin: Medizinisch Wissenschaftliche Verlagsgesellschaft.
Tiebel, C. (1998): Strategisches Controlling in Non Profit Organisationen. München: Vahlen.
Vollmuth, J. H. (2003): Controlling-Instrumente. Freiburg: Haufe.
Vollmuth, J. H. (2006): Kennzahlen. Freiburg: Haufe.
Wezel, H., Liebold R. (2023): Der Kommentar zu EBM und GOÄ. Siegburg: Asgard.
Zapp, W., Oswald, J., Neumann, S., Wacker, F. (2015): Controlling und Reporting im Krankenhaus. Stuttgart: Kohlhammer.
Zapp, W., Walch, H., Aigmüller, M., Prügger, A. (2017): Kosten-, Leistungs-, Erlös- und Ergebnisrechnung im Krankenhaus. Kulmbach: Mediengruppe Oberfranken.
Ziegenbein, K. (2012): Controlling. Herne: Kiehl.
Ziegenbein, K. (2006): Kompakt-Training – Controlling. Herne: Kiehl.

Stichwortverzeichnis

A

ABC-Analyse 93
Abschreibungsquote 121

Allowable Costs 142
Ambulante Operation 22
Ambulantes Operieren nach § 115b SGB V 41

A

Ambulanz-Cockpit 89
Anhang 4 24
Anhänge 21
Äquivalenzziffer 136
Äquivalenzziffernkalkulation 136
Arztfall 29
Aufgaben 17

B

Behandlungsfall 28
Beschäftigungsabweichung 129
Betriebsabrechnungsbogen 69
Betriebsstättenfall 29
Blockverfahren 72
Break-Even-Menge 109
Break-Even-Point 106
Break-Even-Umsatz 109

C

Cash Point 113
Cashcow 116
Controlling 11
Cournotscher Punkt 150

D

Deckungsbeitrag 104
Deckungsbeitragsrechnung 102
Differenzierende Zuschlagskalkulation 138
Divisionskalkulation 134
– einstufige 134
– mehrstufige 136
– zweistufige 135
Dog 116
Durchschnittskosten 52

E

Einzelkosten 51
Erlös
– Definition 45
Erlösfunktion 61
Ermächtigung 14

F

Fallzahl 85
Forderungslaufzeit 122
Forderungsmanagement 119
Forderungsquote 120
Forderungsstruktur 120

G

Gemeinkosten 51
– primäre 69
– sekundäre 69
Gewinnfunktion 61
Gewinnschwelle 106
Gewinnschwellenrechnung 106
Grenzkosten 54

I

Innerbetriebliche Leistungsverrechnung 72

K

Kalkulationssatz 133
Kalkulationsverfahren 133
Kapazitätsgrad 114
Kennzahlen 82
Kosten
– allgemeine 64
– besondere 64
– Definition 46
– fixe 47
– sprungfixe 49
– variable 47
Kostenfunktion 58
Kostenpauschalen 66
Kostenstelle 68
Kostenverrechnungsprinzipien 55
Krankheitsfall 29

L

Leerkosten 61
Leistungserfassung 77
Lorenzkurve 95

N

Nutzkosten 61

O

Opportunitätskosten 52
Overheads 142

P

Patientenkontakt 86
Personalbedarfsermittlung 160
Planbeschäftigung 126

Plan-Gemeinkosten-Verrechnungssatz 127
Plankosten 63
Plankostenrechnung 125
- Flexibel 128
- Starr 125
Plausibilitätszeiten 23
Portfolio 115
Portfolioanalyse 115
Preis-Absatz-Funktion 150
Preisabweichung 127
Preisbereinigte Istkosten 127
Prüfzeiten 88

Q

Question Mark 116

R

Recheneinheit 136
Regelleistungsvolumen 29
Reporting 155

S

Selbstkosten 63, 133
Sicherheitskoeffizient 114
Simultaneingriff 42
Soll-Ist-Vergleich 91
Sprechstundenbedarf 64
Star 116
Summarische Zuschlagskalkulation 138

T

Target Profit 142

Teilgewicht 146
Treppenverfahren 74

U

Unechte Gemeinkosten 51
Uno-Actu-Prinzip 12

V

Verbindlichkeitslaufzeit 122
Verbrauchsabweichung 129
Verbrauchsvorhersage 97
Vergütungssystematik 26
Verzeichnis nicht oder nicht mehr
 berechnungsfähiger Leistungen 24
Vorratsreichweite 122

W

Working Capital 121
Working-Capital-Zyklus 121

X

XYZ-Analyse 97

Z

Zielanspruchnahme 119
Zielgruppe 16
Zielkostenindex 147
Zielkostenrechnung 140
Zulassung 13
Zuschlagskalkulation 138